VITALITÄT
lebenslang mit
YOGA

DULCE JIMÉNEZ
ANTJE SCHULZE

Librero

© 2024 Librero b.v.
www.librero-ibp.com

ISBN 978-94-6359-514-8
Printed by GPS Group

Autorinnen: Dulce Jiménez und Antje Schulze
Übungsausführung: Dulce Jiménez und Antje Schulze
Projektmanagement: Sabine Vonderstein
Art Direction und Satz: Sabine Vonderstein
Redaktion: Antje Seidel, trans texas publishing Services GmbH; Köln
Fotos: Ulla Burghardt
Lithoanstalt: haimel • satz & mehr, Angela Branquinho
Cover Illustrationen: Freepik.com: © Designed by lovelymandalaworld / Freepik
Illustrationen: Freepik.com: Silhouette Mensch, Banner, Hand, kleiner Pfeil, Buddha;
© Designed by rawpixel.com (farbige Pfeile, Fahnen Seitenzahl)

Im Buch verwendete Symbole:

Props – Hilfsmittel beim Yoga, die dir die Ausführung der Übung erleichtern.

Achtung – bei dieser Übung solltest du auf die Ausrichtung bestimmter Körperteile achten, damit du dich nicht verletzt.

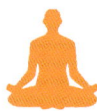

Tipps und weitere hilfreiche Übungen, die du auf den angegebenen Seiten findest.

Wichtiger Hinweis

Konsultieren Sie bei gesundheitlichen Problemen, vorhandenen Verletzungen oder einer Schwangerschaft Ihren Arzt, bevor Sie mit dem Übungsprogramm beginnen. Falls während des Trainings Schmerzen auftreten, sollten Sie das Training abbrechen und ebenfalls erst mit einem Arzt Rücksprache halten, bevor Sie weitertrainieren. Überfordern Sie sich nicht, passen Sie Ihr Training Ihrer persönlichen körperlichen Verfassung an.
Dieses Buch wurde nach dem aktuellen Wissensstand sorgfältig erarbeitet. Dennoch erfolgen alle Angaben ohne Gewähr. Autor, Producer und Verlag haften nicht für eventuelle Nachteile und Schäden, die aus den im Buch gezeigten Übungen und genannten Ratschlägen resultieren.

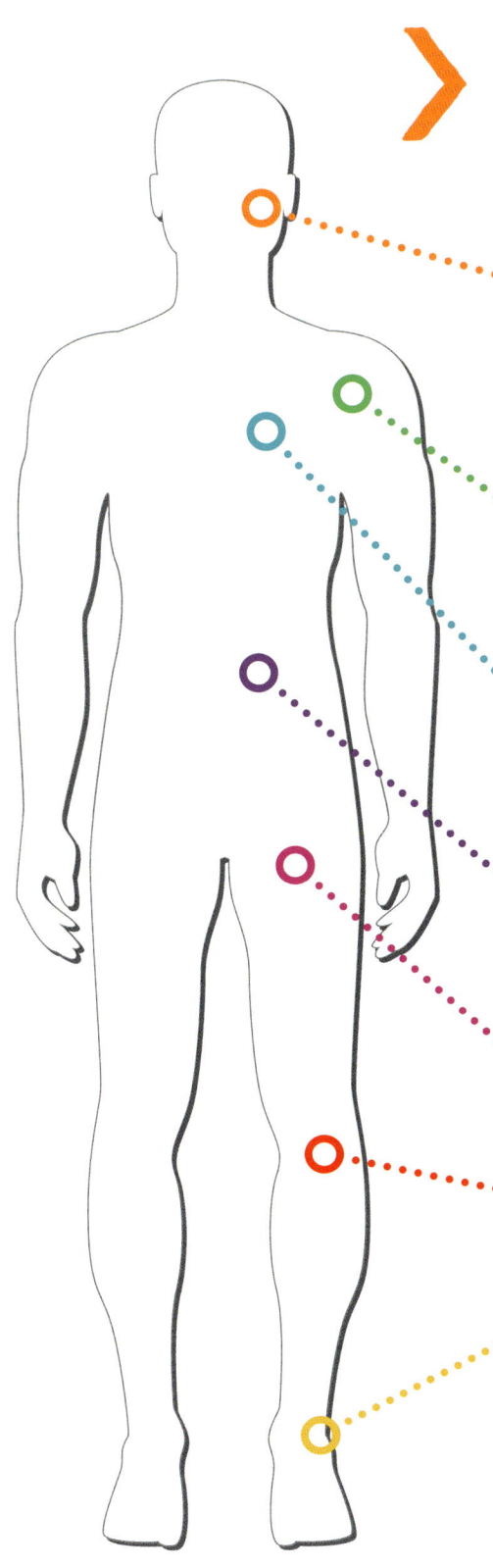

INHALT

FRAGEN UND ANTWORTEN

1. FÜR WEN IST DIESES BUCH?

Das Buch richtet sich an Männer und Frauen ab 35 Jahren, die sich aktiv an mehr Vitalität, Beweglichkeit und Lebensqualität erfreuen möchten. Dabei sind die gegenwärtige Konstitution und das Fitnesslevel unerheblich. Man kann außerdem ohne Aufwand und Vorkenntnisse selbstständig zu Hause üben. Das Buch eignet sich auch als Nachschlagewerk für Yogapraktizierende und Yogalehrende.

2. WAS UNTERSCHEIDET DIESES BUCH VON DEN ANTI—AGING RATGEBERN?

Anti-Aging-Ratgeber halten oft am Zustand der ewigen Jugend fest, und das ist ehrlich gesagt unerreichbar. Unser Buch ist Ermutigung und Nachschlagewerk zugleich, um dem Alterungsprozess optimistisch und gelassen entgegenzusehen. Schönheit hat viele Facetten und kann nicht nur auf das Gesicht reduziert werden. Vielmehr geht es darum, einen klaren und gelassenen Geist in einem beweglichen, gesunden Körper zu erhalten.

3. WAS IST ALTERN? WAS BEDEUTET EINE BESSERE HALTUNG UND WAS HAT DAS MIT DEM ALTERN ZU TUN?

Altern wird als nicht umkehrbarer Prozess beschrieben, bei dem die Leistungsfähigkeit im Körper abnimmt. Er umfasst nicht nur die physische, sondern auch die psychische Konstitution. Der Prozess des Alterns wird von einem gesunden Lebensstil positiv beeinflusst, wozu Bewegung sowie neue Impulse fürs Gehirn gehören. Als ersten Schritt kannst du damit beginnen, deine Haltung zu verbessern. Durch eine aufrechte Haltung kannst du besser atmen, aktivierst Muskeln und beeinflusst positiv deine Psyche.

4. WARUM SIND ATEMÜBUNGEN WICHTIG?

Atemübungen trainieren nicht nur die Lungen, sondern besänftigen auch den Geist. So kannst du aktiv zu deinem Wohlbefinden beitragen. Die verschiedenen Atemübungen haben unterschiedliche Auswirkungen, sie können beispielsweise beruhigend oder vitalisierend wirken.

5. WIE SOLL ICH ATMEN?

Es ist wichtig, möglichst durch die Nase zu atmen, es sei denn, du bist erkältet. Der Atem ist auf diese Weise wesentlich kontrollierter und gefilterter als bei der Mundatmung. Atme ruhig und gleichmäßig; achte auch auf die Atempausen und versuche, diese schrittweise zu verlängern. Wenn die Atmung durch die Nase nicht möglich ist, kannst du mit der Lippenbremse lang ausatmen.

6. IST DIE IM BUCH VORGESTELLTE ÜBUNGSREIHENFOLGE WICHTIG UND KANN ICH AUCH MAL POSITIONEN VARIIEREN? IM SITZEN ODER IM LIEGEN?

Die Reihenfolge kann beliebig verändert werden. Positionen können auch ausgelassen und beim nächsten Mal wieder integriert werden. Wenn sich Übungen aber nicht gut anfühlen, solltest du sie weglassen oder variieren. Probiere sie im Liegen oder Sitzen aus. Manchmal haben kleine Veränderungen einen großen Einfluss und bringen erst dann die Wirkung der Position zur Geltung.

7. KANN ICH MICH BEI DEN ÜBUNGEN VERLETZEN ODER MUSS ICH DABEI ETWAS BEACHTEN?

Eine Verletzungsgefahr besteht bei schnellen und ruckartigen Bewegungen. Deshalb ist es wichtig, dass du dich langsam und achtsam in die Positionen begibst und genauso achtsam wieder herauskommst. Nimm in den Übungen deine Dehnungsgrenze und die Anstrengung wahr und taste dich langsam heran. Respektiere diese Grenze und überschreite sie niemals. Dehnungsreize und Anstrengungen sind wichtig, damit die Übungen eine gewisse Wirkung haben. Doch bei stechenden Schmerzen oder Atemproblemen solltest du die Übung sofort abbrechen und variieren oder weglassen!

8. WAS MUSS ICH FÜR DIE ÜBUNGEN BEACHTEN?

Übe nicht direkt nach dem Essen. Zieh dir bequeme Kleidung an, die dich nicht beengt und in der du dich wohl fühlst. Lege dir die in der Übung angegebenen Hilfsmittel sowie bei Bedarf eine bequeme und rutschfeste Unterlage oder Yogamatte zurecht.

9. WIE SOLL ICH MICH VERHALTEN, WENN SICH DIE ÜBUNGEN NICHT GUT ANFÜHLEN?

Probiere zunächst eine eigene Variante aus. Du kannst zum Beispiel Armwinkel oder Abstände verändern. Eine Anstrengung und manchmal auch ein intensiver Dehnungsreiz sind erwünscht, bei stechenden Schmerzen und Atemproblemen solltest du die Übung jedoch sofort abbrechen und weglassen.

10. MUSS ICH WEGEN DER ÜBUNGEN IMMER RÜCKSPRACHE MIT DEM ARZT HALTEN?

Ja – zur Sicherheit! Letztlich kommt es aber auf die Stärke von Schmerzen und Beschwerden an.

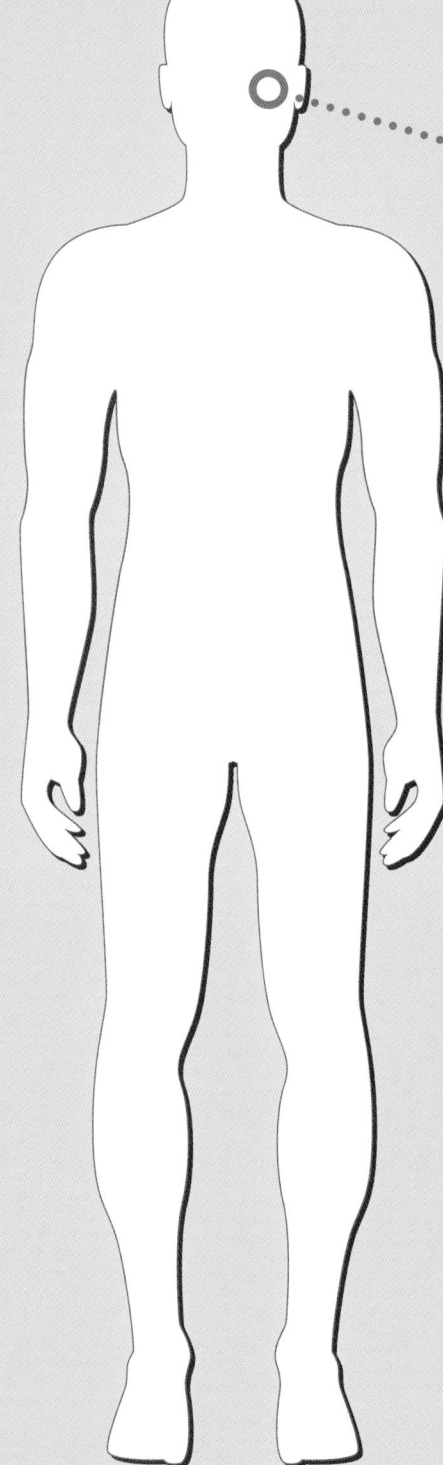

KOPF UND GESICHT

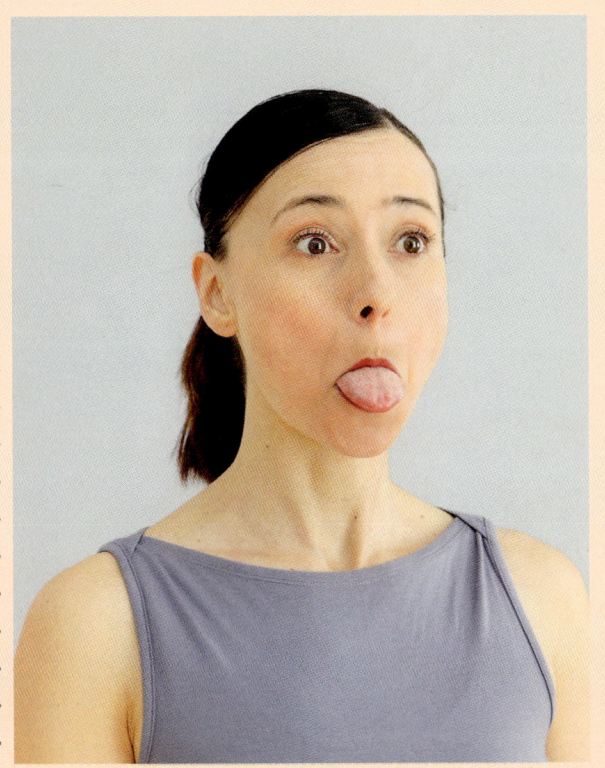
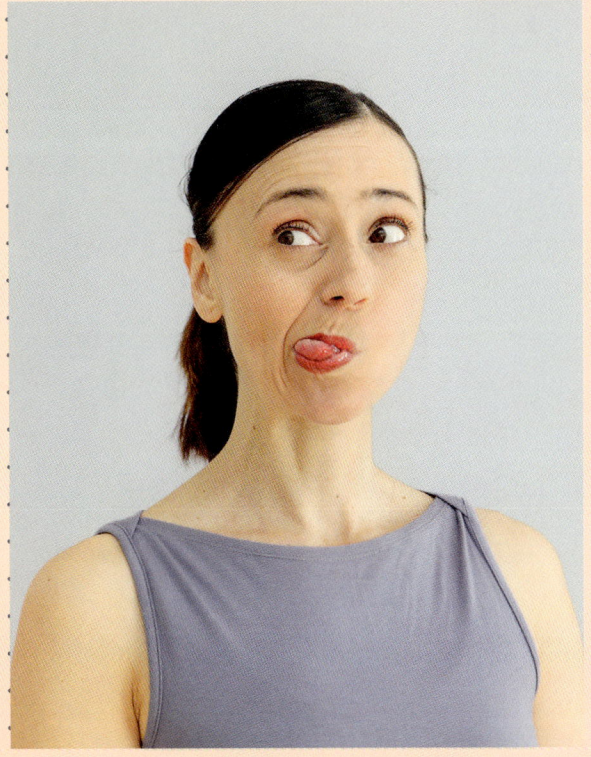
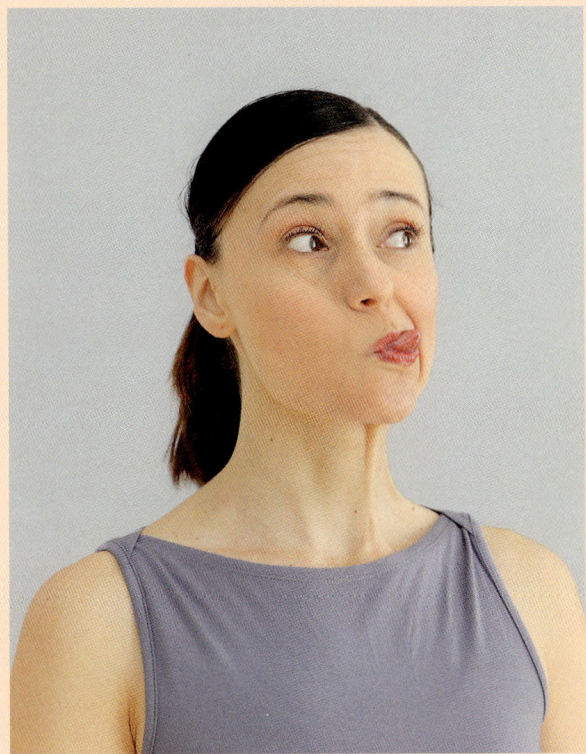
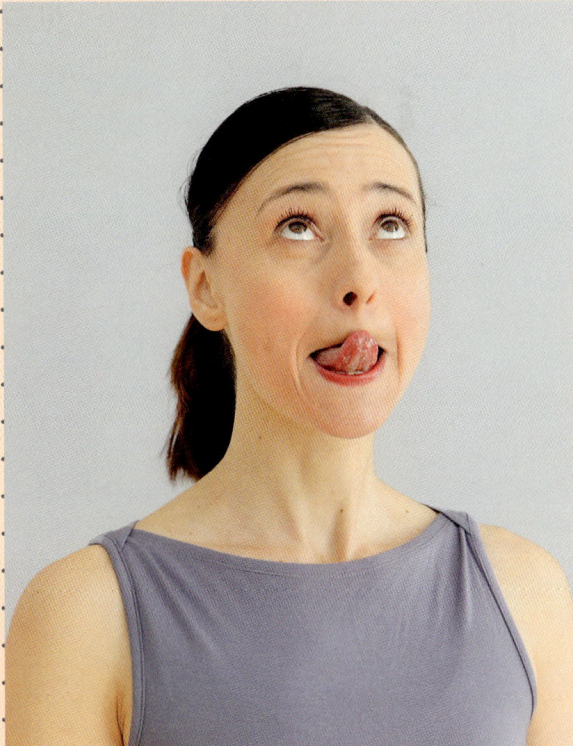

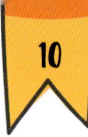

SEHKRAFT

←——————→

ABWECHSELND GEGENSTÄNDE NAH UND FERN FOKUSSIEREN

Das Nachlassen der Sehkraft im Alter ist ein natürlicher Prozess. Dennoch kannst du durch das Stärken der Augenmuskeln und bewusstes Entspannen der Augen den Alterungsprozess deutlich verlangsamen. In der heutigen digitalen Zeit ist es besonders wichtig, oft in die Ferne zu schauen und die Augen zu schließen.

1. PALMIEREN (HÄNDE AUFLEGEN)

1. Bringe beide Handflächen zusammen und beginne, sie schnell zu reiben, bis Wärme entsteht.
2. Lege die erwärmten Handflächen locker über die geschlossenen Augen und entspanne sie mithilfe der Wärme.

   Mindestens 10 Atemzüge verweilen.

2. BLINZELN

Um die Augen durch natürliches Befeuchten zu entspannen, beginne in einem schnellen Rhythmus die Augen zu schließen und zu öffnen. Dadurch wird dieser unwillkürliche Reflex willkürlich geübt.

Mindestens 15-mal blinzeln, dann kurz pausieren. Den Zyklus 2-mal wiederholen und zum Abschluss palmieren.

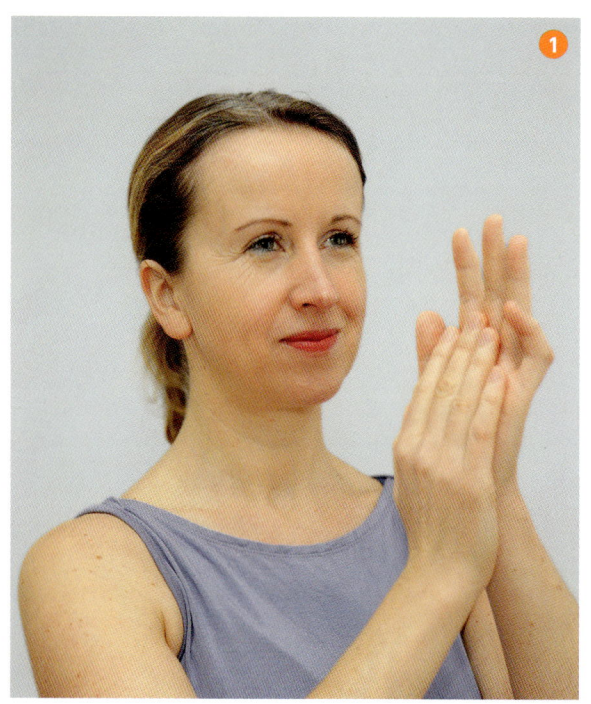

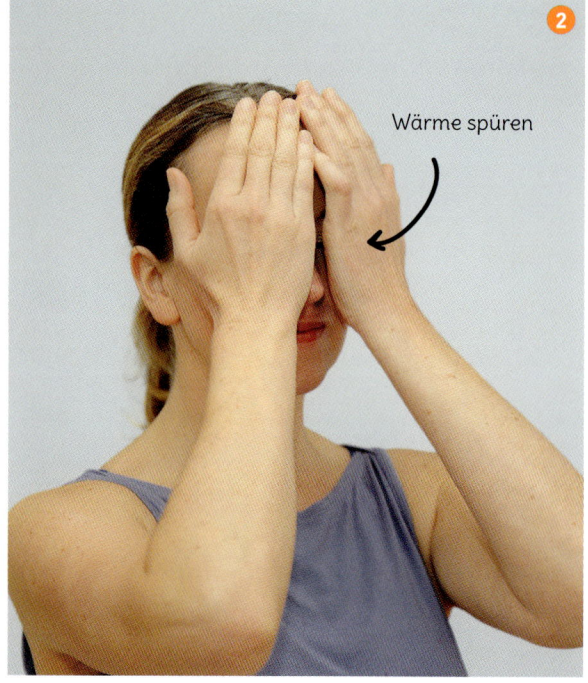

Wärme spüren

3. FOKUSWECHSEL MIT OFFENEN AUGEN

1. Komme in einen aufrechten Sitz und entspanne die Schultern. Öffne die Augen und richte den Blick so weit wie möglich nach rechts, ohne den Kopf zu bewegen. Verweile ein paar Atemzüge hier, wechsele dann die Blickrichtung, ohne den Kopf zu drehen, nach links.

2. Halte diese Ausrichtung ein paar Atemzüge und schaue dann nach oben. Nach ein paar Atemzügen wechsele die Richtung und schaue nach unten.

   Den Zyklus 8-mal wiederholen und zum Abschluss palmieren.

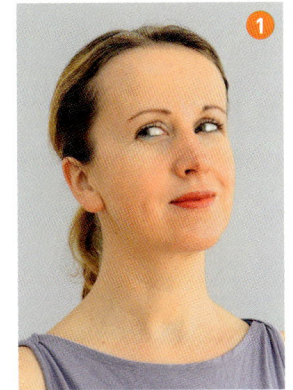 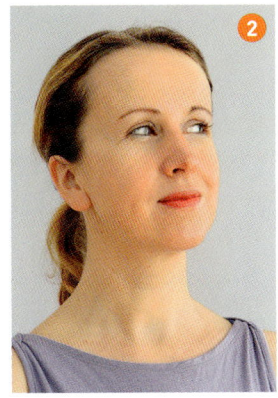

 Achtung: Führe die Blickwechsel langsam und ohne Schmerzen aus.

4. BLICKWECHSEL MIT GESCHLOSSENEN AUGEN

1. Komme in einen aufrechten Sitz oder lege dich auf den Rücken und schließe die Augen.

2. Stelle dir vor deinem inneren Auge das Zifferblatt einer Uhr vor, auf dem du bestimmte Bewegungen mit den Augen ausführst.

   Beginne bei der Zahl 12, gehe dann zur 6.

   Wandere zurück zur 1 und dann zur 7.

   Stelle dir nun die 2 vor und dann die 8.

   Fahre fort mit der 3 und dann mit der 9.

   Gehe zur 4 und dann zur gegenüberliegenden 10.

   Zum Schluss wandere zur 5 und der gegenüberliegenden 11.

   Gehe die imaginäre Uhr anschließend noch einmal im Uhrzeigersinn entlang, danach gegen den Uhrzeigersinn.

3. Zum Abschluss palmieren und der Übung mit geschlossenen Augen nachspüren.

5. FOKUSSIEREN NAH UND FERN

1. Komme in eine aufrechte Position im Sitzen oder Stehen.

2. Hebe die rechte Hand nah vor das Gesicht und richte den Blick auf die Linien der Handinnenfläche.

   Mindestens 5 Atemzüge halten.

3. Richte nun den Fokus auf ein möglichst weit entferntes Objekt.

   Mindestens 5 Atemzüge halten.

   Wiederhole den Zyklus mindestens 10-mal.

   Zum Abschluss palmieren und der Übung mit geschlossenen Augen nachspüren.

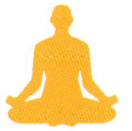 Im besten Fall schaust du in die Weite der Natur, um die Augen zu entspannen.

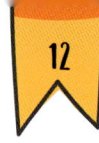

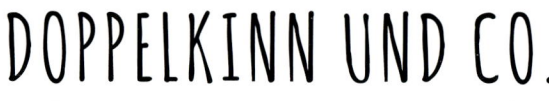

DOPPELKINN UND CO.

GESICHTS- UND NACKENMUSKULATUR TÄGLICH AKTIVIEREN

In Gesicht und Nacken haben wir eine große Anzahl an Muskeln, die wir viel zu selten benutzen. Das führt dazu, dass die Muskulatur erschlafft, was sich im Gesicht niederschlägt. Dem kann man recht einfach entgegenwirken, indem man die entsprechenden Muskeln aktiviert und stärkt.

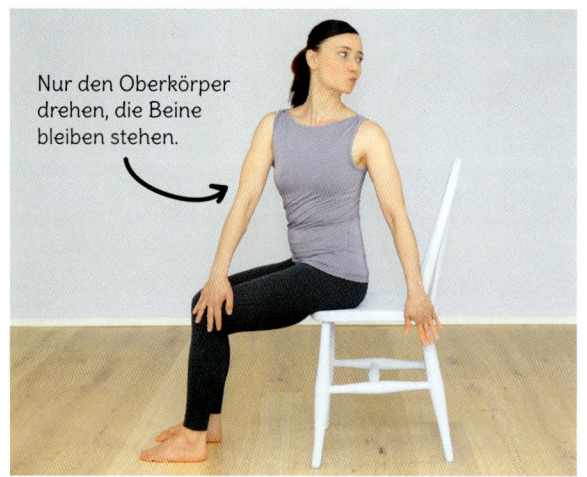

Nur den Oberkörper drehen, die Beine bleiben stehen.

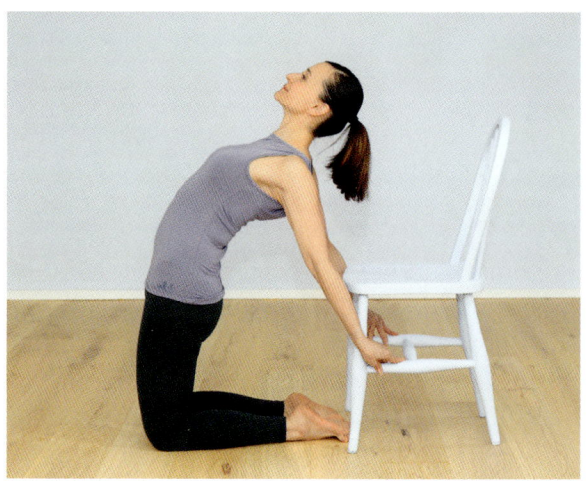

1. ROTATION MIT KUSSBEWEGUNG IM SITZEN

1. Setze dich mit geradem Rücken aufrecht auf einen Stuhl, Füße und Knie sind hüftbreit aufgestellt. Der untere Rücken sollte sanft nach innen gewölbt sein (leichtes Hohlkreuz).

2. Beginne nun, den Oberkörper langsam nach links zu drehen. Bleibe beim Ausatmen in der Position und stell dir vor, dein linkes Ohr zu küssen. Dabei solltest du die Mund- und Nackenmuskulatur spüren.

   Mindestens 16-mal üben, dann die Seite wechseln.

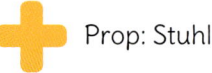 Prop: Stuhl

2. KAMEL AM STUHL

1. Komme vor der Sitzfläche eines Stuhls in den Kniestand. Das Becken ist gerade nach vorn ausgerichtet. Aktiviere leicht die Bauchmuskeln, damit der untere Rücken stabil ist.

2. Beim Einatmen lehne dich langsam nach hinten, bis du eine Dehnung im Oberkörper spürst. Beim Ausatmen platziere die Hände hinter dir auf der Sitzfläche des Stuhls.

3. Mit jeder Einatmung vertiefe die Rückbeuge, indem du den Oberkörper weiter nach hinten lehnst und das Kinn Richtung Decke streckst. Beim Ausatmen aktiviere die Bauchmuskulatur. Alternativ greife die Beine oder die Lehne des Stuhls, das kann die Intensität verändern.

   Mindestens 8 Atemzüge verweilen.

3. KOPF HEBEN IM LIEGEN

1. Lege dich auf den Rücken und stelle die Füße hüftbreit auf. Die Arme liegen entspannt neben dem Körper.

2. Beim Ausatmen spanne die Bauchmuskulatur an und hebe ein wenig den Kopf. Das Kinn soll dabei nach oben und nicht zum Brustkorb zeigen. Dies stärkt die Nackenmuskulatur.

   Mindestens 8 Atemzüge verweilen. Dann kurz pausieren und 3-mal wiederholen.

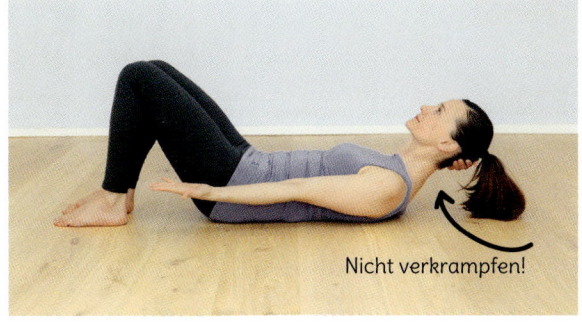

Nicht verkrampfen!

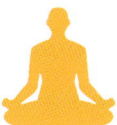

Wenn es sehr anstrengend ist, lege eine Hand an den Hinterkopf, um den Kopf zu stützen.

4. RÜCKBEUGE MIT KIEFERDEHNUNG IM SITZEN

1. Komme in einen aufrechten Fersensitz. Nimm dir bei Bedarf einen Block zu Hilfe.

2. Verschränke die Daumen hinter dem Rücken. Lehne dich zurück und hebe das Kinn so weit an, dass eine leichte bis mittelstarke Dehnung in der vorderen Hals- und Kiefermuskulatur zu spüren ist.

3. Beim Einatmen öffne langsam den Mund und beim Ausatmen schließe ihn.

   Mindestens 10–12 Atemzüge wiederholen.

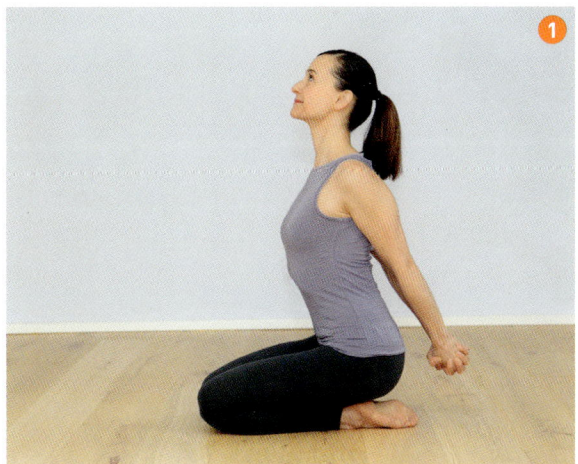

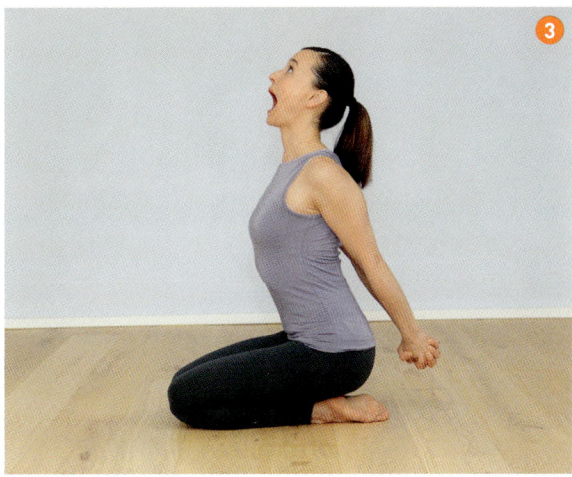

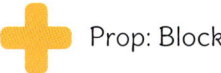 Prop: Block

GESICHTSWORKOUT

MUT ZUR GRIMASSE

Im Gesicht sind zahlreiche Muskeln. Die gute Nachricht ist, dass wir sie alle trainieren können, um die Straffheit zu fördern. Regelmäßiges Üben stärkt die Gesichtsmuskulatur und verlangsamt zum Beispiel schlaffe Augenpartien, hängende Mundwinkel oder tiefe Faltenbildung. Morgens und abends 3–6 Minuten vor dem Spiegel üben.

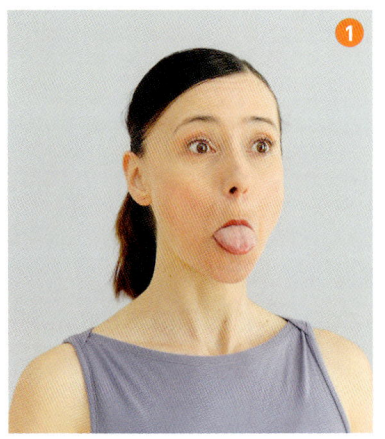
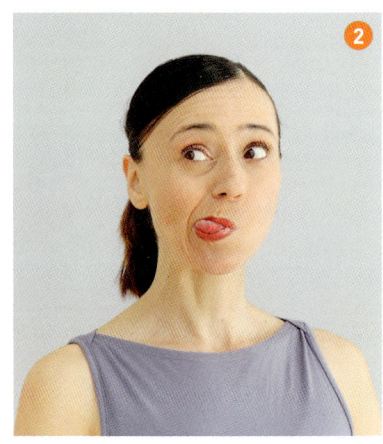
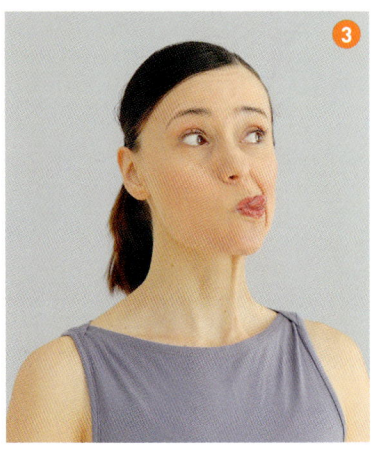
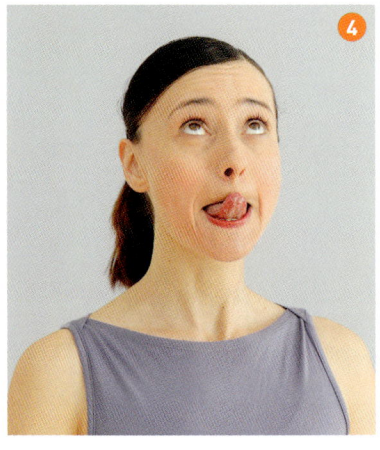

1. ZUNGE IN ALLE RICHTUNGEN BEWEGEN

1. Stelle dich aufrecht vor den Spiegel. Öffne den Mund und strecke die Zunge heraus.

2. Atme aus und führe die Zunge so weit wie möglich nach rechts, bis du eine Dehnung in der Schläfen- und Augenpartie spürst. Entspanne beim Einatmen.

   Die Übung 10-mal nach rechts wiederholen, dann die Seite wechseln.

   Anschließend die Übung 10-mal nach oben und zuletzt 10-mal nach unten ausführen.

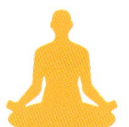

Kombiniere das Gesichtsworkout mit den Übungen zum Doppelkinn, um noch effektiver zu arbeiten.

2. KIEFER BEWEGEN

Stelle dich aufrecht vor den Spiegel. Lege die Lippen über die Zähne und strecke beim Ausatmen den Unterkiefer noch vorn und oben, als ob du ihn zur Nase führen wolltest. Spüre dabei, wie die Augenpartie neben der Nase langgezogen wird.

Mindestens 8-mal wiederholen.

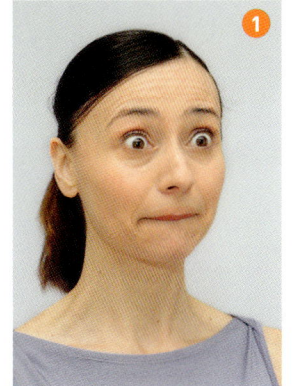 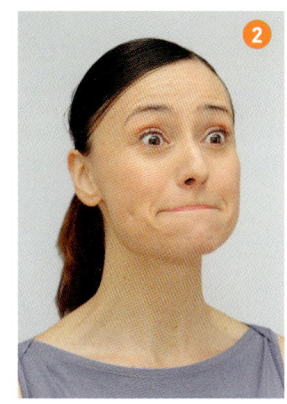

3. GRIMASSE A – O

1. Stelle dich aufrecht vor den Spiegel. Beim Einatmen öffne den Mund zu einem weiten, **offenen a** – so, als ob du dich erschreckst.

2. Beim Ausatmen schließe den Mund zu einem **langen o** – so, als ob du überrascht wärst. Führe beide Bewegungen mit weit geöffneten Augen und nach oben gezogenen Augenbrauen aus.

Mindestens 16-mal wiederholen.

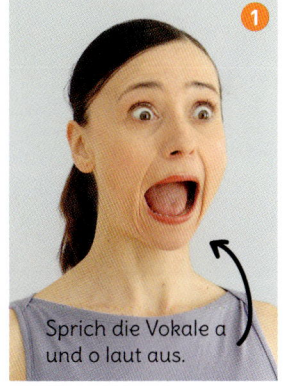

Sprich die Vokale a und o laut aus.

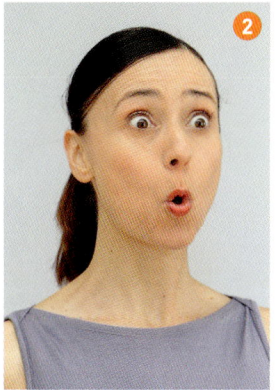

4. NACKENDEHNUNG

1. Stelle dich aufrecht hin und neige den Kopf zur rechten Seite (Ohr in Richtung rechte Schulter).

2. Lege die Finger der rechten Hand ans linke Ohr und unterstütze sanft die Dehnung. Sie sollte ganz leicht in der linken Halsmuskulatur und im Raum zwischen den Halswirbeln zu spüren sein.

6–10 Atemzüge halten, dann den Kopf zur anderen Seite neigen.

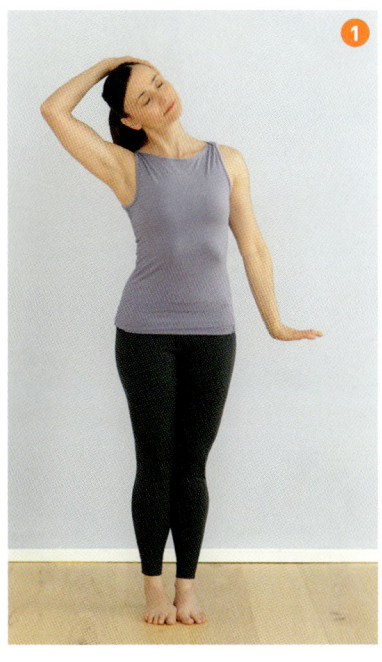 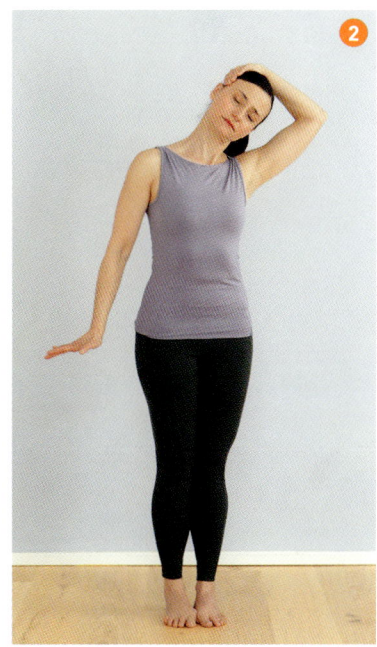

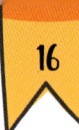

KOORDINATION

⟷

UNTERSCHIEDLICHE BEWEGUNGEN IM ALLTAG EINBAUEN

Koordinations- und Gleichgewichtsübungen sind wichtig, um die Sinne zu schulen und das Zusammenspiel zwischen Muskeln und Nerven zu trainieren. Damit verschiedene Bereiche im Nervensystem stimuliert und die entsprechenden Muskeln aktiviert werden, sind neue Reize und vielfältige Bewegungen nötig. Koordination kann und sollte in jedem Alter trainiert werden – diese Fähigkeit bewahrt vor Stürzen und Umknicken. Es ist nie zu spät, damit zu beginnen!

1. BALANCE AUF DEM BLOCK IM STEHEN

1. Stelle dich mit dem linken Bein aufrecht auf einen Block, die Arme sind neben dem Körper ausgestreckt. Verlagere das Gewicht auf das linke Bein. Beim Einatmen hebe und strecke das rechte Bein schräg nach hinten zur Seite und den linken Arm diagonal nach oben. Der rechte Fuß und die linke Hand bilden dabei eine Diagonale.

2. Beim Ausatmen beuge das rechte Knie und drehe den Oberkörper nach rechts. Der rechte Arm ist nach hinten und rechts ausgestreckt, die linke Hand liegt locker am rechten Knie.

   Mindestens 8-mal üben, dann die Seite wechseln.

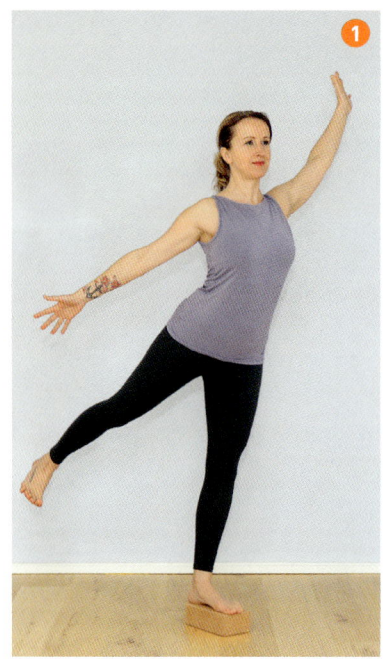

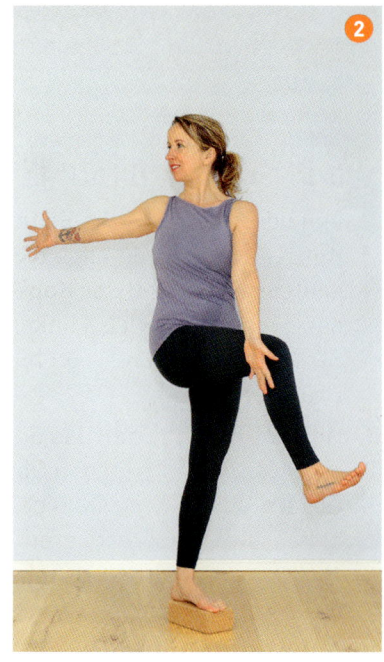

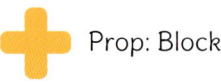

Prop: Block

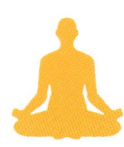

Einfach mal neue Bewegungsformen im Alltag ausprobieren wie Rückwärtslaufen, die Treppen seitlich laufen, statt mit der rechten mal mit der linken Hand Zähne putzen, mit geschlossenen Augen auf einem Bein stehen …

2. VIERFÜSSLERSTAND ASYMMETRISCH

1. Komme in den Vierfüßlerstand. Platziere die Hände unter den Schultern und die Knie senkrecht unter dem Becken.

2. Strecke das rechte Bein nach hinten aus. Zieh die Zehen vom rechten Fuß heran und hebe den linken Arm seitlich auf Schulterhöhe an, die Handfläche zeigt zum Boden.

3. Beim Einatmen verlängere die Wirbelsäule und beim Ausatmen spanne zusätzlich die Bauchmuskeln an, um die Balance zu halten. Falls es dir leicht fällt, das Gleichgewicht zu halten, kannst du den gehobenen Arm und das gehobene Bein auf und ab bewegen.

   Mindestens 8 Atemzüge halten, dann die Seite wechseln.

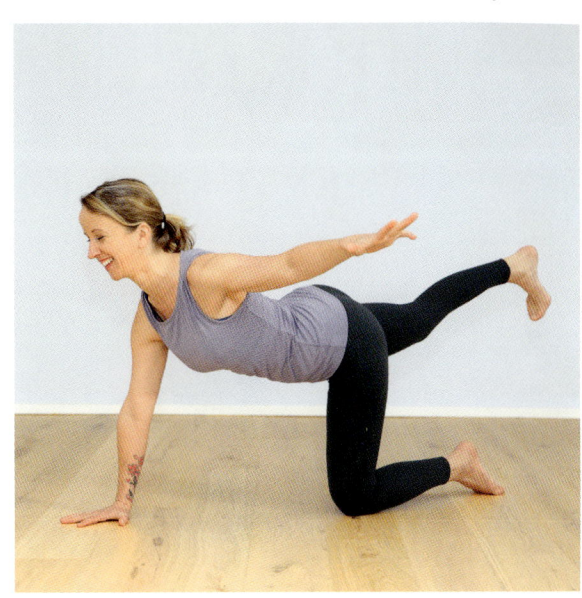

3. BEIN- UND ARMHEBEN IN SEITLAGE

1. Lege dich auf die linke Seite, sodass dein Körper eine gerade Linie bildet. Die Beine sind gestreckt und der Kopf liegt auf dem nach vorn gestreckten linken Arm. Zum Stabilisieren setze die rechte Hand vor dem Brustkorb auf.

2. Hebe beim Einatmen das obere Bein langsam an, bis du die Muskeln in Oberschenkel und Gesäß spürst. Wenn du dich sicher fühlst, hebe zusätzlich den oberen Arm an. Der linke Arm und die Rumpfmuskulatur stabilisieren die Position.

3. Beim Ausatmen senke Arm und Bein.

   Mindestens 8-mal wiederholen, dann die Seite wechseln.

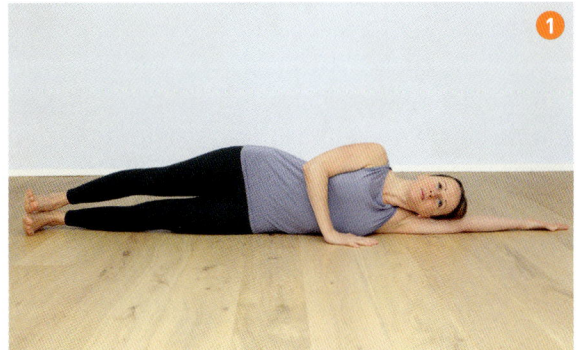

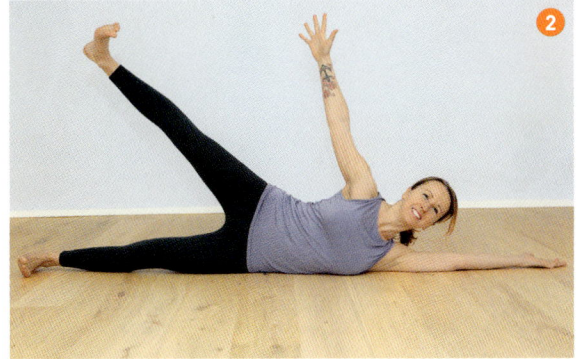

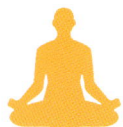

Eine weitere hilfreiche Übung findest du auf Seite 123: „Wechselatmung".

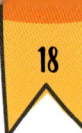

GLEICHGEWICHT UND ORIENTIERUNG

DEN BLICK VERANKERN UND DIE UMGEBUNG WAHRNEHMEN

Gleichgewicht und Orientierung werden durch das Gleichgewichtsorgan gesteuert. Ohren und Augen dienen zur Orientierung. Suche dir einen Ruhepunkt im Raum, auf den du dich fokussieren kannst. Deine Atmung kann dir helfen, dich auf diesen Punkt zu konzentrieren.

1. VIERFÜSSLERSTAND DIAGONAL

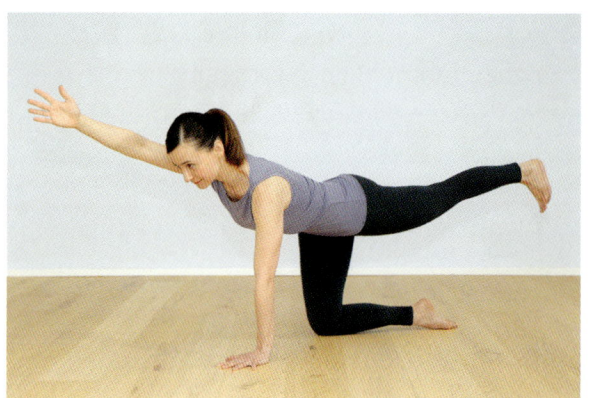

1. Komme in den Vierfüßlerstand. Aktiviere sanft die Bauchmuskeln und behalte im unteren Rücken eine leichte Innenwölbung (sanftes Hohlkreuz), sodass die Wirbelsäule in einer neutralen Position ist.

2. Strecke den rechten Arm nach vorn und führe das linke Bein gestreckt nach hinten. Richte den Blick so vor dich auf den Boden, dass der Kopf in der Verlängerung der Wirbelsäule ist. Drücke dich mit der linken Hand aus dem Boden heraus, um stabil zu bleiben.

3. Verankere dich mit der Hand und dem Knie sowie mit dem nach vorn und unten gerichteten Blick auf dem Boden.

   Mindestens 7 Atemzüge verweilen, dann die Seite wechseln.

2. ZEHENSPITZENSTAND

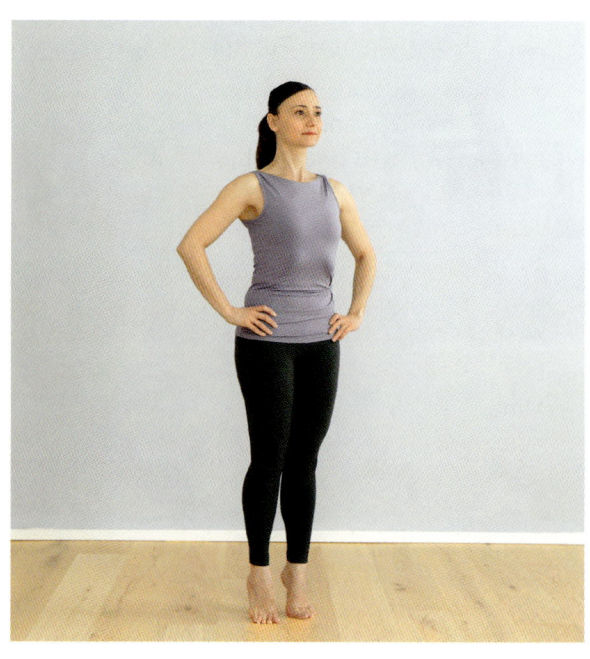

1. Komme in einen aufrechten Stand und stelle die Füße hüftbreit auf. Der Rücken bleibt gerade und die Hände liegen locker auf den Hüften.

2. Richte den Blick auf einen festen Punkt. Beim Einatmen hebe die Fersen und komme auf die Zehenspitzen. Beim Ausatmen rolle langsam zurück auf die Fersen.

   Mindestens 10-mal wiederholen.

3. TIEFER AUSFALLSCHRITT MIT ROTATION

1. Komme in den Kniestand. Setze den rechten Fuß vor dir am Boden auf. Beuge das rechte Knie so weit nach vorn, dass es über der Ferse ausgerichtet ist und strecke die Arme zur Seite. Richte das Becken nach vorn aus und aktiviere die Bauchmuskeln.

2. Beim Einatmen richte die Wirbelsäule auf, beim Ausatmen drehe den Oberkörper nach rechts. Platziere die linke Hand an der rechten Oberschenkelaußenseite. Beim Einatmen zieh dich weiter in die Länge und beim Ausatmen vertiefe sanft die Drehung nach rechts.

3. Schau zunächst nach vorn und nimm den Blick allmählich mit in die Bewegung nach rechts.

   Mindestens 8 Atemzüge verweilen, dann die Seite wechseln.

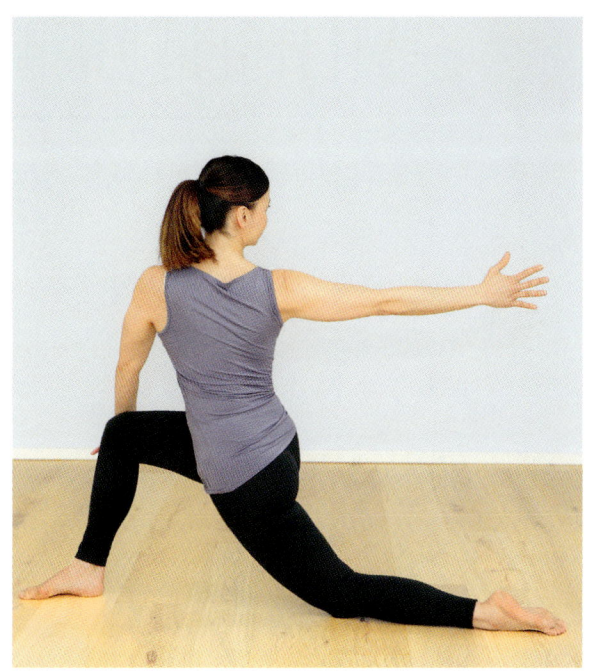

4. KRIEGER III

1. Komme in einen aufrechten Stand. Strecke das rechte Bein nach hinten und setze den Fuß am Boden auf. Suche dir einen fixen Punkt, auf den du schaust.

2. Beim Einatmen hebe das rechte Bein vom Boden ab, beim Ausatmen führe das rechte Knie mit den Händen zur Brust und richte dich dabei auf. Erlaube dir zu wackeln und so das Gleichgewicht zu schulen.

   Mindestens 8-mal wiederholen, dann das Bein wechseln.

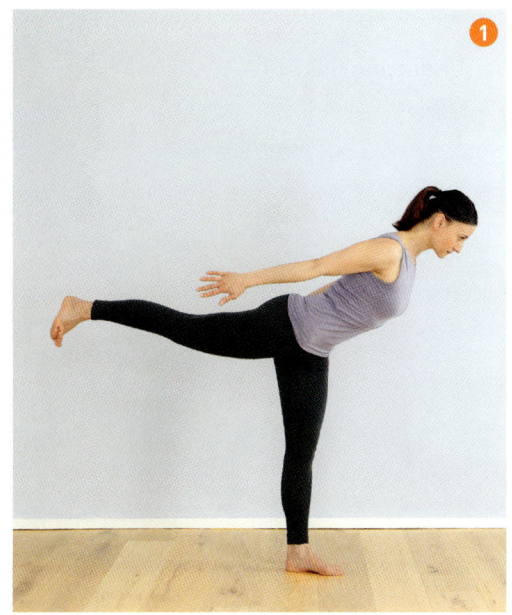

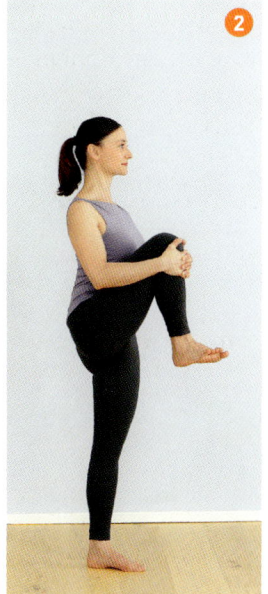

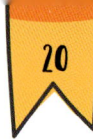
STEIFHEIT IN DEN HALSWIRBELN

DIE NACKEN-HALS-MUSKULATUR MOBILISIEREN

Wenn wir über Jahre hinweg immer wieder dieselben Positionen und Schonhaltungen einnehmen, lässt die Muskulatur nach und wird steif. Durch tägliches Training, Geduld und Ändern von Gewohnheiten, kannst du Beweglichkeit in diese Körperpartien bringen.

1. VIERFÜSSLERSTAND EINARMIG MIT KOPFNEIGUNG

1. Komme in den Vierfüßlerstand. Die Wirbel-säule bleibt in einer neutralen Position. Dafür aktiviere sanft die Bauchmuskeln und behalte die Innenwölbung im unteren Rücken (sanf-tes Hohlkreuz).

2. Beim Einatmen strecke den rechten Arm nach vorn, der Daumen zeigt nach oben. Beim Ausatmen führe den Arm über die Seite nach hinten an den unteren Rücken und neige den Kopf sanft auf die linke Seite.

3. Strecke mit der Einatmung den Arm über die Seite wieder nach vorn.

   Mindestens 8-mal wiederholen, dann die Seite wechseln.

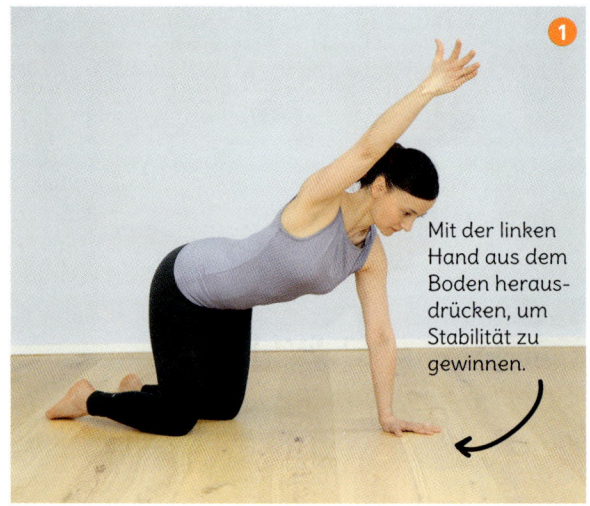

Mit der linken Hand aus dem Boden heraus-drücken, um Stabilität zu gewinnen.

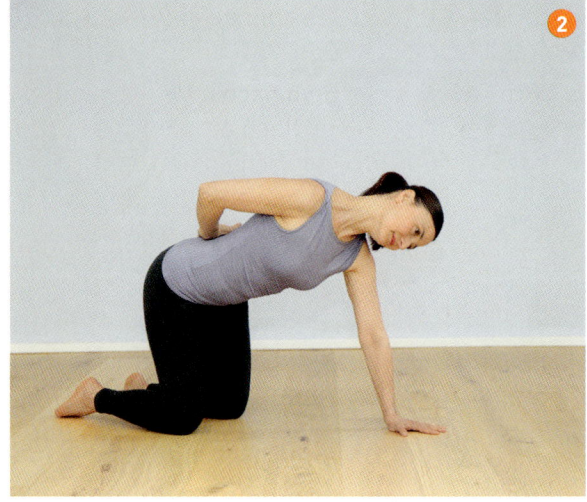

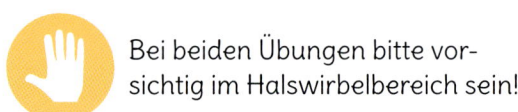

Bei beiden Übungen bitte vor-sichtig im Halswirbelbereich sein!

2. ROTATION MIT NACKENDEHNUNG IM SITZEN

1. Setze dich mit geradem Rücken aufrecht auf einen Stuhl, Füße und Knie sind hüftbreit aufgestellt. Der untere Rücken sollte sanft nach innen gewölbt sein (leichtes Hohlkreuz).

2. Beginne nun, den Oberkörper langsam nach links zu drehen. Lege beide Hände außen an den linken Oberschenkel oder an den Stuhl. Beim Ausatmen drehe den Kopf nach rechts, bis du eine sanfte Dehnung in der linken Nackenpartie spürst.

   Mindestens 16 Atemzüge halten, dann die Seite wechseln.

 Prop: Stuhl

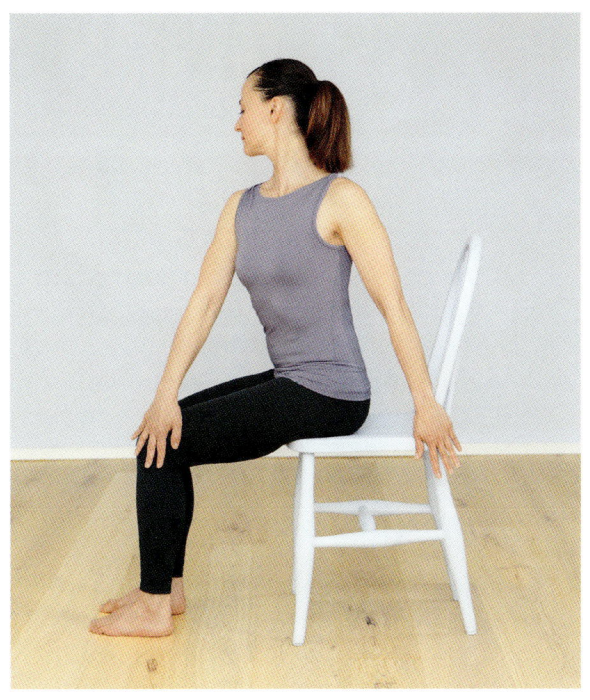

3. SEITSTÜTZ AUF DEM KNIE MIT ANGEHOBENEM ARM

1. Komme in den Vierfüßlerstand. Die Wirbelsäule bleibt in einer neutralen Position. Aktiviere sanft die Bauchmuskeln, sodass sich der untere Rücken leicht nach innen wölbt (sanftes Hohlkreuz).

2. Strecke das linke Bein nach hinten aus und setze den linken Fuß flach am Boden auf, sodass die Fußspitze nach links zeigt. Strecke den linken Arm nach oben aus.

3. Beim Einatmen drehe den Kopf zur oberen linken Hand, beim Ausatmen zur unteren rechten Hand.

   Mindestens 8-mal wiederholen, dann die Seite wechseln.

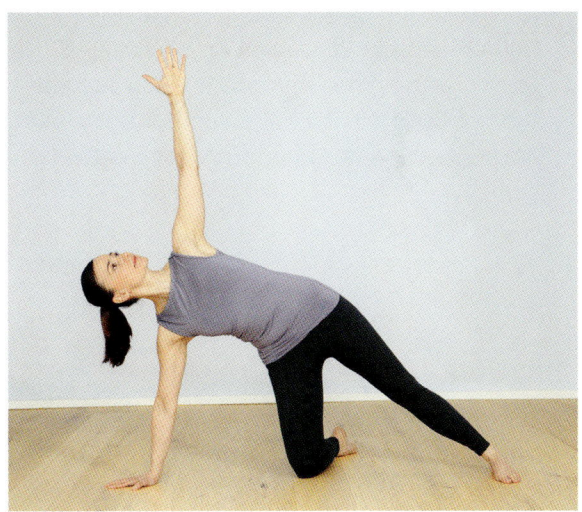

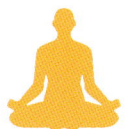 Eine weitere hilfreiche Übung findest du auf Seite 63: „Kobra mit weit aufgestellten Händen".

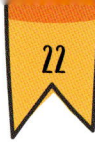

ANTRIEBSLOSIGKEIT

IN BEWEGUNG KOMMEN

Wenn dich Antriebslosigkeit überkommt, helfen dir einfache energetisierende Übungen, dich körperlich und geistig wieder in Schwung zu bringen. Durch die körperlichen Bewegungen, eine bewusste Atmung und Affirmationen hast du es in der Hand, aktiv auf deine Stimmung einzuwirken. Mudras sind Handstellungen, die ein gutes Werkzeug sind, um den Fokus zu schärfen und den Geist in eine bestimmte Richtung zu lenken.

1. STUHLPOSITION DYNAMISCH

1. Komme in einen aufrechten Stand und stelle die Füße hüftbreit nebeneinander. Die Fersen sollten nicht nach innen drehen.

2. Schiebe das Becken nach hinten, als ob du dich auf einen Stuhl setzen wolltest. Die Knie sind gebeugt und in einer Linie über den Fußspitzen.

3. Beginne nun abwechselnd die Füße zu heben, um auf der Stelle zu marschieren. Achte darauf, dass die Knie gebeugt bleiben. Winkele auch die Arme an, um die Bewegung kraftvoll zu unterstützen.

4. Verbinde die Bewegung mit einer Affirmation. Sage (laut oder leise) zu dir selbst: „Ich bin präsent".

Mindestens 2 Minuten durchführen.

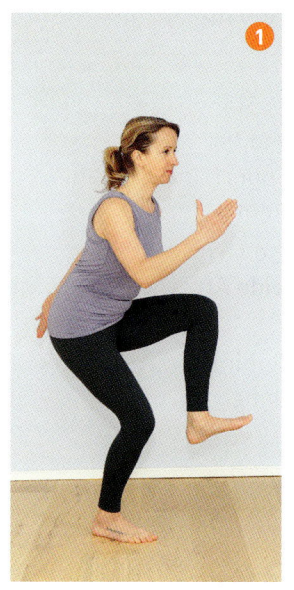
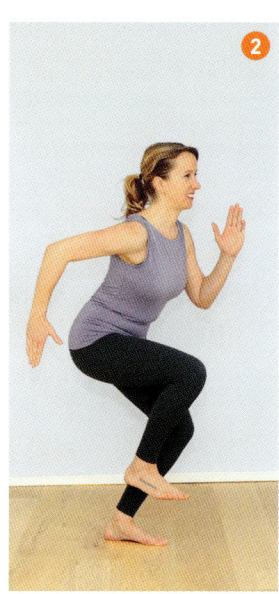

2. KLOPFMASSAGE

1. Stelle dich aufrecht hin und öffne die Füße hüftbreit, sodass du einen stabilen Stand hast.

2. Klopfe den Körper mit der flachen Hand oder den Fingerspitzen sanft ab. Beginne bei den Füßen, wandere weiter nach oben zu den Beinen, über Gesäß, Bauch, Brustkorb, Rücken, Schultern, Arme bis zum Kopf, den du sanft mit den Fingerspitzen abklopfst. Während du dich abklopfst, sage (laut oder leise) zu dir selbst: „Ich erwecke alle Zellen in mir."

Mindestens 1–3 Minuten durchführen, danach die Veränderung im Körper spüren.

3. BERGHALTUNG

a) mit Atembewusstsein

1. Komme in einen aufrechten Stand und stelle die Füße hüftbreit nebeneinander. Drücke die Füße fest in den Boden und stelle dir vor, dass ein dünner Faden am Scheitel des Kopfes befestigt ist, der dich sanft nach oben aufrichtet.

2. Lege die Hände auf Bauch oder Brustkorb und atme ruhig und gleichmäßig in deine Hände. Sage (laut oder leise) zu dir selbst: „Ich bin kraftvoll".

   Mindestens 2 Minuten bewusst atmen und die aufrechte Bergposition halten.

b) mit Tse-Mudra

1. Lege die Daumen beider Hände in die jeweilige Handinnenfläche und umschließe die Daumen mit den vier Fingern dieser Hand, sodass eine Faust entsteht.

2. Bleibe im Tse-Mudra und strecke bei der nächsten Einatmung beide Arme kraftvoll nach oben.

3. Beim Ausatmen löse die Finger und schüttele Hände und Arme aus, dabei die Arme nach unten sinken lassen.

   Mindestens 10-mal wiederholen.

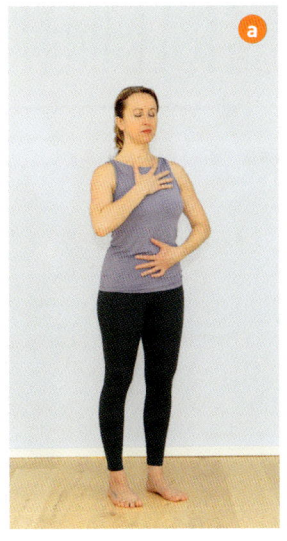 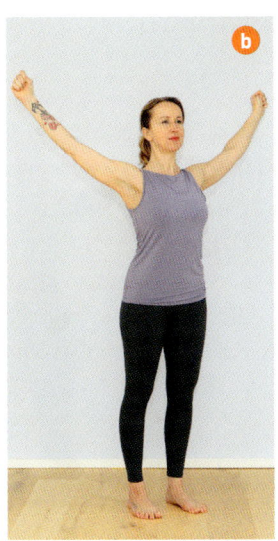

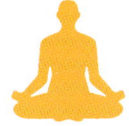

Hilft bei depressiven Verstimmungen.

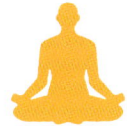

Die Haltungen können auch im Sitzen geübt werden.

4. KAMEL MIT ROTATION

1. Platziere hinter dir einen Stuhl und komme in den Kniestand. Hebe den rechten Arm und setze die linke Hand auf dem Stuhl hinter dem Rücken ab.

2. Beim Einatmen verlängere die Wirbelsäule und hebe den Brustkorb.

3. Beim Ausatmen drehe dich nach rechts und lehne dich sanft zurück, um die Dehnung zu vertiefen. Halte eine leichte Bauchspannung und konzentriere dich auf eine gleichmäßige Atmung.

   Mindestens 8 Atemzüge halten, dann die Seite wechseln.

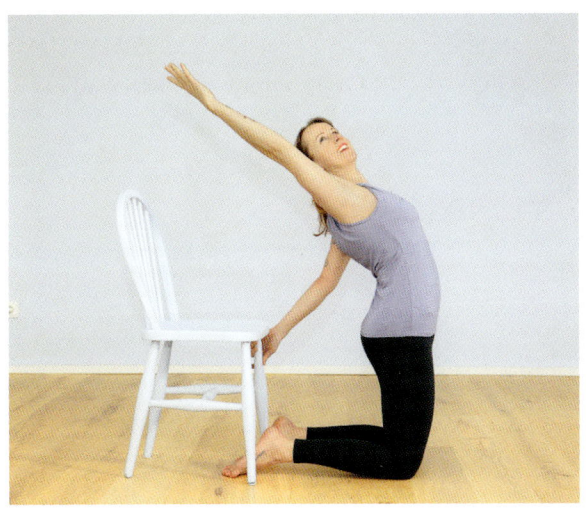

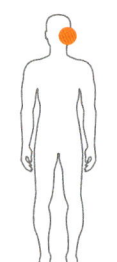

GEDÄCHTNISTRAINING

⟷

TÄGLICH EINFACHE GEDÄCHTNISÜBUNGEN

Unser Gehirn hat die erstaunliche Fähigkeit, sein ganzes Leben lang zu lernen! Warum sollten wir also ab einem bestimmten Alter damit aufhören, wenn wir fit und klar bleiben können? Die folgenden Übungen verleihen dem Geist Ruhe und stärken die Konzentration.

1. BIENENATMUNG

1. Komme in einen aufrechten Fersensitz oder in eine andere dir angenehme Sitzhaltung.

2. Bei sanft geschlossenem Mund atme durch die Nase ein. Beim Ausatmen beginne zu Summen. Lass ein langes **mmmmmmmm** wie ein Bienensummen ertönen.

Mindestens 16 Atemzüge durchführen.

2. ZÄHLEN IM STEHEN

1. Komme in einen aufrechten Stand und stelle die Füße hüftbreit auf. Der Rücken bleibt gerade und die Hände liegen locker auf den Hüften.

2. Beim Einatmen hebe die Fersen und komme auf die Zehenspitzen. Beim Ausatmen rolle langsam auf die Fersen zurück.

3. Zähle beim Einatmen **1** und beim Ausatmen **2**, beim nächsten Einatmen **3**, beim Ausatmen **4,** so lange, bis du die Zahl **20** erreicht hast. Als Steigerung kannst du rückwärts bis **0** zählen.

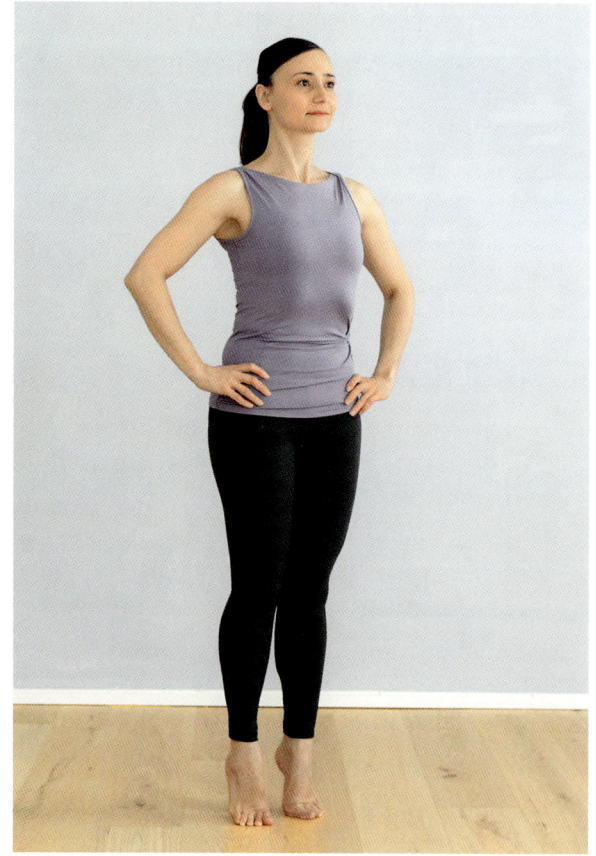

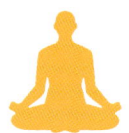

Eine einfache und effektive Gedächtnisübung: Das Alphabet täglich rückwärts aufsagen.

3. VORBEUGE AN DER WAND

1. Komme in einen aufrechten Stand und lehne dich an die Wand.
2. Beuge die Knie und lass den Oberkörper locker in Richtung Oberschenkel sinken und hängen. Der Nacken ist entspannt.

   20 Atemzüge hier verweilen.

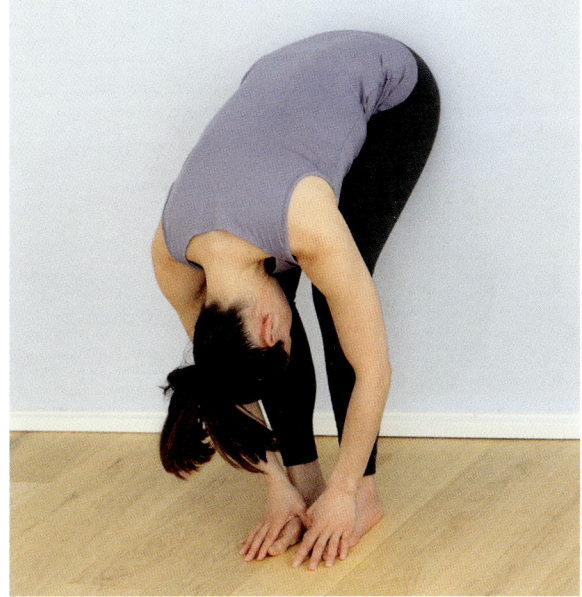

 Bei Bluthochdruck die Übung weglassen oder sehr sanft auf einem Stuhl ausüben.

4. ENTSPANNUNG DES GANZEN KÖRPERS

Lege dich auf den Rücken, die Beine ausgestreckt und die Arme neben dem Körper.

Nimm nacheinander die Empfindungen in den verschiedenen Körperteilen wie Füße, Beine, Hüfte, Rumpf, Schulter, Arme, Nacken und Gesicht wahr.

Lass die Schwerkraft auf diese Körperteile wirken.

Benenne jedes Körperteil und entspanne es, indem du zu dir selbst sagst:

„Ich entspanne meinen rechten Fuß!",

„Ich entspanne meinen linken Fuß!"

Wandere so durch den ganzen Körper. Mit jeder Ausatmung gibst du mehr Gewicht in den Boden ab.

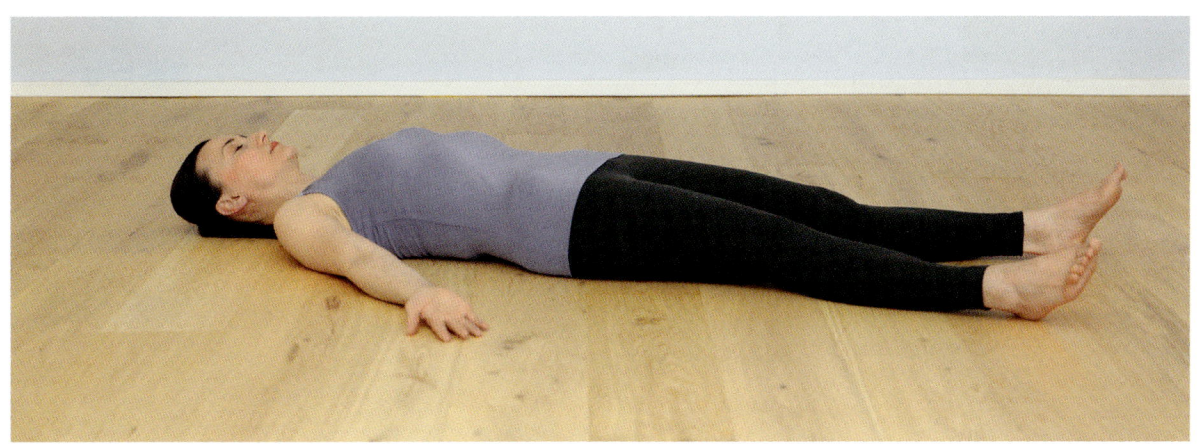

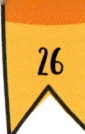

MENTALE UNRUHE

⟵⟶

ATEM UND KÖRPEREMPFINDUNGEN BEWUSST WAHRNEHMEN

Wenn Gedanken und Gefühle durcheinanderwirbeln, ist es wichtig, zunächst einmal innezuhalten und diese Stimmung bewusst wahrzunehmen. Im nächsten Schritt sortiere deine Gedanken und Gefühle, indem du deine Aufmerksamkeit zu deinem Atem lenkst. Körperliche Bewegung und Konzentration auf den Atem verändern den Aufmerksamkeitsfokus, wodurch sich das Nervensystem beruhigen kann. Mudras unterstützen dich dabei. Diese Handstellungen sind Werkzeuge, die den Fokus schärfen und den Geist in eine bestimmte Richtung lenken.

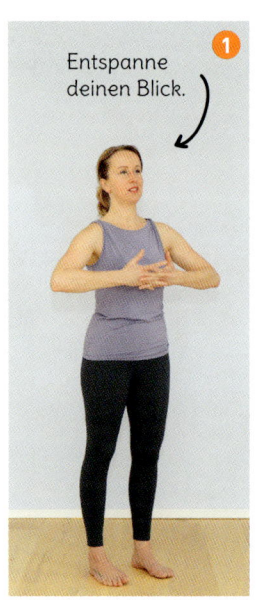

Entspanne deinen Blick.

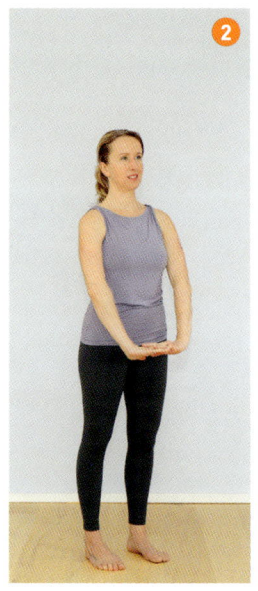

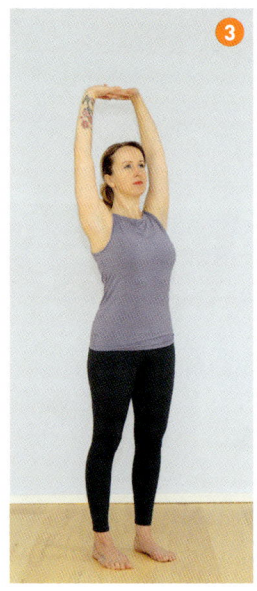

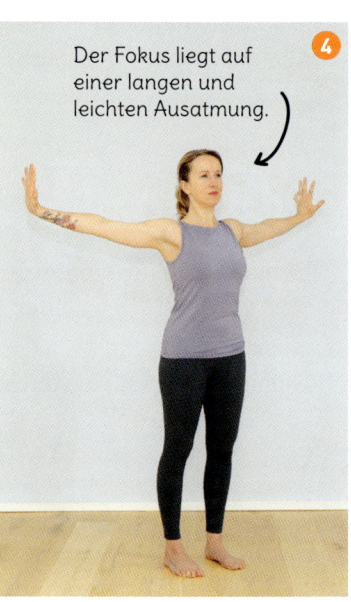

Der Fokus liegt auf einer langen und leichten Ausatmung.

1. ATEMÜBUNG MIT VERSCHRÄNKTEN FINGERN IM STEHEN

1. Komme in einen aufrechten Stand, die Arme hängen locker seitlich am Körper. Verschränke alle 10 Finger vor der Brust ineinander. Mit der Einatmung hebe die verschränkten Hände zum Brustkorb.

2. Mit der Ausatmung strecke die Arme nach unten, sodass die Handflächen Richtung Boden zeigen.

3. Beim Einatmen führe die verschränkten Hände in einem weiten Bogen in Richtung Decke über den Kopf.

4. Mit der nächsten Ausatmung löse die Finger voneinander und öffne die Arme weit über die Seiten nach unten, bis sie wieder in der Ausgangsposition neben dem Körper sind.

Mindestens 10-mal wiederholen.

2. BERGHALTUNG MIT SHAKTI-MUDRA

1. Stelle dich aufrecht hin oder setze dich gerade auf einen Stuhl und stelle die Füße hüftbreit auf. Drücke die Füße fest in den Boden und stelle dir vor, dass ein Faden am Scheitel des Kopfes befestigt ist, der dich sanft nach oben aufrichtet.

2. Falte den Daumen in die Handfläche und lege Zeige- und Mittelfinger darüber. Dann strecke Ringfinger und kleinen Finger und bringe die Fingerspitzen zusammen. Drücke dabei sanft die Fingerspitzen gegeneinander.

3. Atme bewusst in den Bauch und konzentriere dich auf das Heben und Senken der Bauchdecke. Schließe deine Augen.

   Mindestens 20 tiefe Atemzüge hier verweilen.

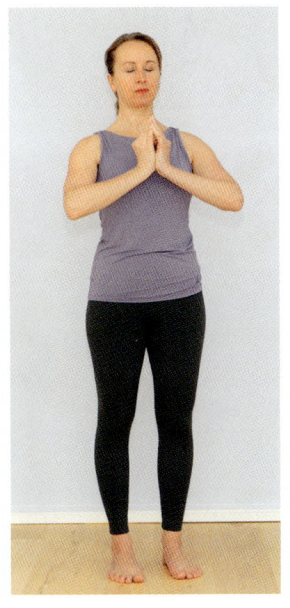
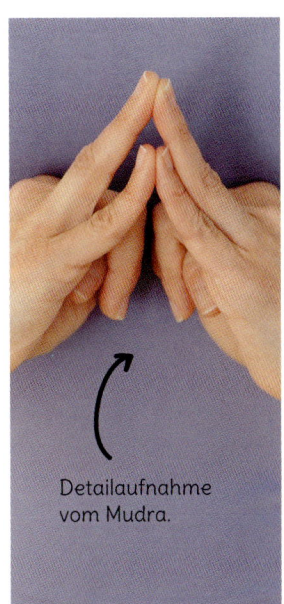

Detailaufnahme vom Mudra.

3. KÖRPERMASSAGE

Beginne im Sitzen oder Stehen, Füße und Beine zu massieren, auszustreichen oder zu kneten.

Arbeite dich in Richtung Becken weiter nach oben. Massiere nun den Bauch sowie den unteren Rücken.

Knete auch die Hände, streiche die Arme aus, so als ob du dich eincremen würdest. Streiche auch über den Brustkorb, den Nacken und die Schultern.

Zum Abschluss massiere sanft den Kopf. Bleibe einen Moment mit geschlossenen Augen sitzen und spüre die Wirkung der Massage.

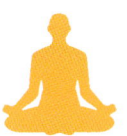

Eine weitere hilfreiche Übung findest du auf Seite 123: „Wechselatmung".

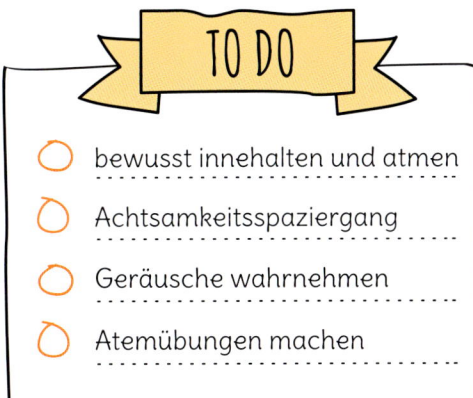

TO DO

- ◯ bewusst innehalten und atmen
- ◯ Achtsamkeitsspaziergang
- ◯ Geräusche wahrnehmen
- ◯ Atemübungen machen

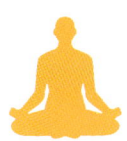

Eine weitere hilfreiche Übung findest du auf Seite 28: „Krieger I mit Armvariation".

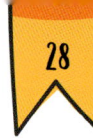

ANGSTZUSTÄNDE

←——————————→

FOKUS AUF DEN ATEM LEGEN UND ERDEN

Statt die Angst zu unterdrücken, hilft es vielmehr, dieses starke Gefühl zu akzeptieren, zuzulassen und zu beobachten. Mit Fokus auf eine ruhige Atmung und erdende Bewegungen kann aus Enge Weite entstehen, sodass sich das Nervensystem langsam beruhigt.

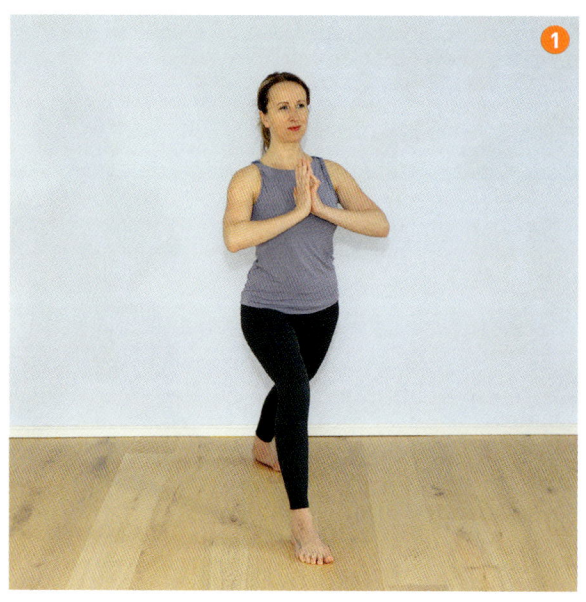

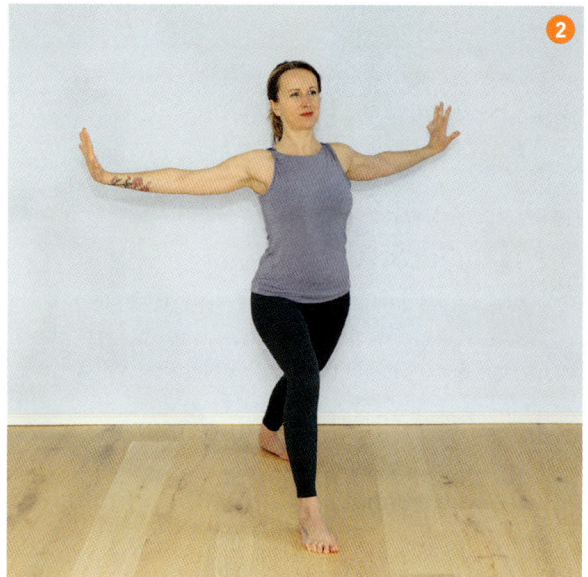

1. KRIEGER I MIT ARMVARIATION

1. Komme in einen aufrechten Stand und stelle die Füße hüftbreit nebeneinander. Verlagere das Gewicht auf den rechten Fuß und setze den linken Fuß einen großen Schritt zurück. Beuge das rechte Knie, sodass es in einer Linie über der rechten Ferse ist. Beide Fußspitzen zeigen nach vorn. Der Oberkörper ist gerade aufgerichtet. Spanne zusätzlich die Bauchmuskeln an.

2. Bringe die Hände vor dem Brustkorb zusammen und hebe die Ellenbogen leicht nach außen an.

3. Strecke beim Einatmen beide Arme seitlich vom Körper weg und die Handflächen nach außen. Stelle dir vor, dass du dir dadurch Raum schaffst.

4. Beim Ausatmen bringe die Handflächen vor dem Brustkorb zusammen und zentriere dich, indem du die Handflächen fest aufeinanderdrückst und lang ausatmest.

Mindestens 8-mal wiederholen, dann die Beine wechseln.

2. SPHINX

1. Komme in die Bauchlage. Setze die Unterarme schulterbreit vor dir auf, die Ellenbogen liegen dabei unter den Schultern und die Hände sind in einer Linie mit den Ellenbogen ausgerichtet. Der Kopf ist gerade, der Nacken lang.

2. Drücke den Fußspann in den Boden und hebe die Knie etwas an, sodass die Beine aktiviert sind. Drücke Unterarme und Hände kraftvoll und fest in den Boden und schiebe den Brustkorb etwas nach vorn. Halte eine leichte Bauchspannung und konzentriere dich auf eine lange Ausatmung.

   Mindestens 8 Atemzüge halten.

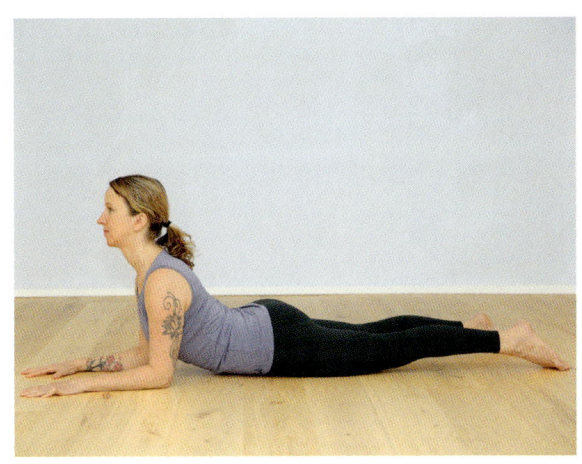

3. DYNAMISCHER VIERFÜSSLERSTAND MIT KINDESHALTUNG

1. Komme in den Vierfüßlerstand. Beim Einatmen schiebe die Brust weit nach vorn, bis du eine sanfte Dehnung im Brustkorb spürst.

2. Beim Ausatmen runde sanft den Rücken und schiebe das Becken in Richtung Fersen, ohne die Hände nach hinten mitzunehmen.

   Mindestens 10-mal wiederholen.

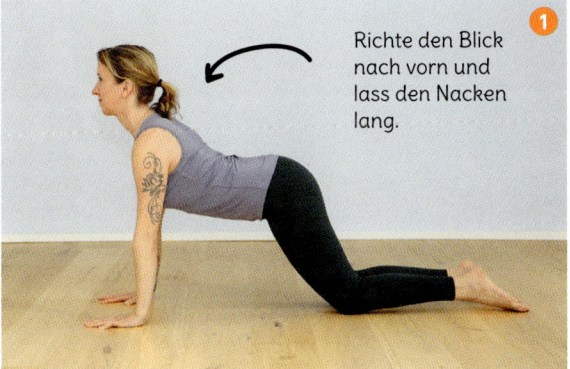

① Richte den Blick nach vorn und lass den Nacken lang.

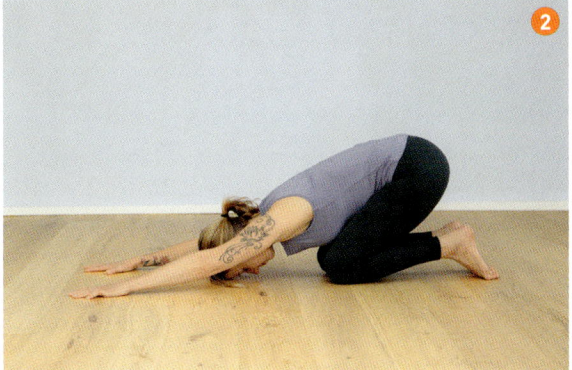

②

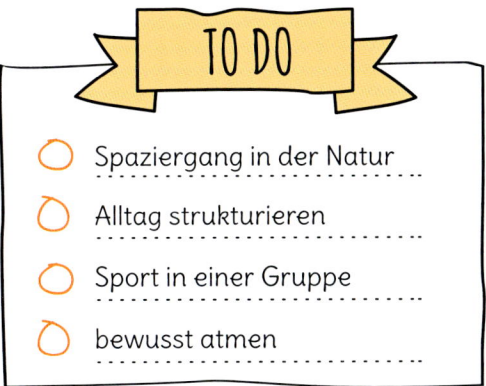

TO DO

- ⭘ Spaziergang in der Natur
- ⭘ Alltag strukturieren
- ⭘ Sport in einer Gruppe
- ⭘ bewusst atmen

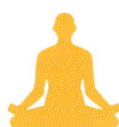

Eine weitere hilfreiche Übung findest du auf Seite 26: „Atemübung mit verschränkten Fingern im Stehen".

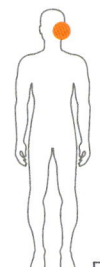

ERSCHÖPFUNG

<--->

EINFACHE ÜBUNGEN, DAMIT DU DICH LANGSAM ERHOLST

Erschöpfung ist ein Zustand, der sowohl emotionale wie auch geistige Ursachen haben kann. Die Symptome im Körper sind trotzdem ähnlich. Deshalb tun Übungen gut, die dir Ruhe und Energie schenken.

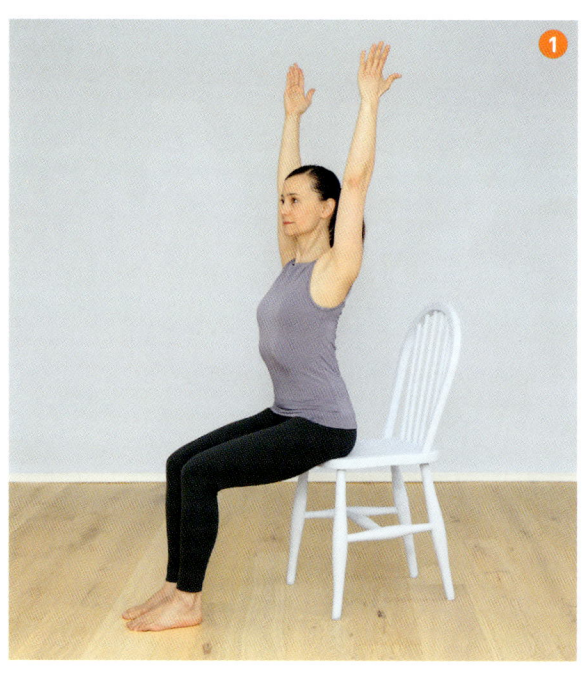

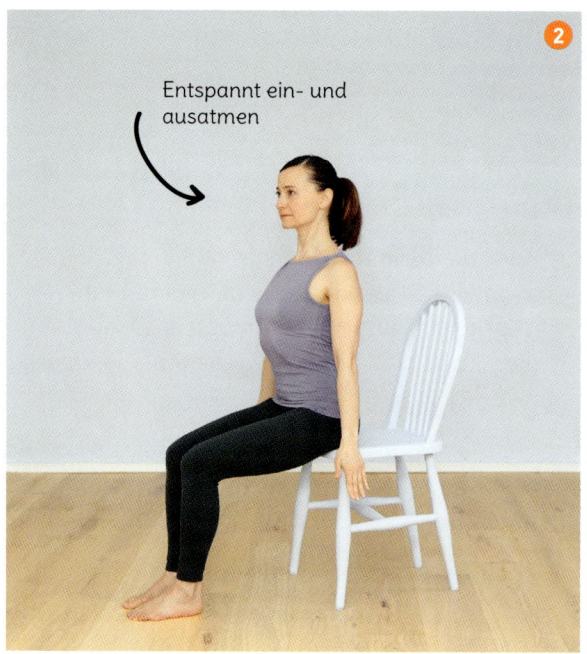

Entspannt ein- und ausatmen

1. ARME HEBEN UND SENKEN IM SITZEN

1. Setze dich aufrecht auf einen Stuhl und stelle die Füße hüftbreit auf.

   Mit der Einatmung hebe die Arme über die Seite nach oben. Achte dabei darauf, dass der Rücken gerade bleibt.

2. Mit der Ausatmung senke die Arme über die Seite nach unten.

   Mindestens 20 Atemzüge wiederholen.

   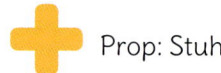 Prop: Stuhl

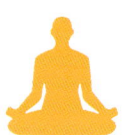

Eine weitere hilfreiche Übung findest du auf Seite 124: „Zwerchfellatmung".

2. KINDESHALTUNG

Bringe die Knie zum Boden und öffne sie in einem für dich angenehmen Winkel. Lege den Oberkörper vor dir ab. Bei Bedarf lege dir eine gefaltete Decke oder ein Kissen zwischen oder vor die Knie. Die Arme sind v-förmig nach vorn gestreckt oder liegen seitlich neben dem Körper.

Alternativ komme in die Bauchlage. Dabei liegen die Hände unter der Stirn übereinander. Oberkörper und Arme sind entspannt. Lass dich in die Position sinken und konzentriere dich auf eine ruhige tiefe Atmung.

Mindestens 15 Atemzüge verweilen.

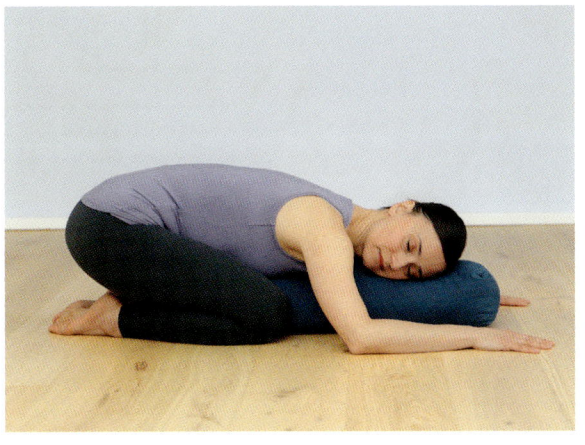

 Props: Decke oder Kissen

3. BEINE AUF DEM STUHL

Komme in die Rückenlage und lege die Beine angewinkelt auf der Sitzfläche des Stuhls ab. Oberkörper und Hüften liegen entspannt auf dem Boden. Platziere gegebenenfalls eine Decke unter dem Rücken. Nimm die Bewegung deines Atems wahr und konzentriere dich auf eine lange Ausatmung.

Mindestens 2 Minuten verweilen.

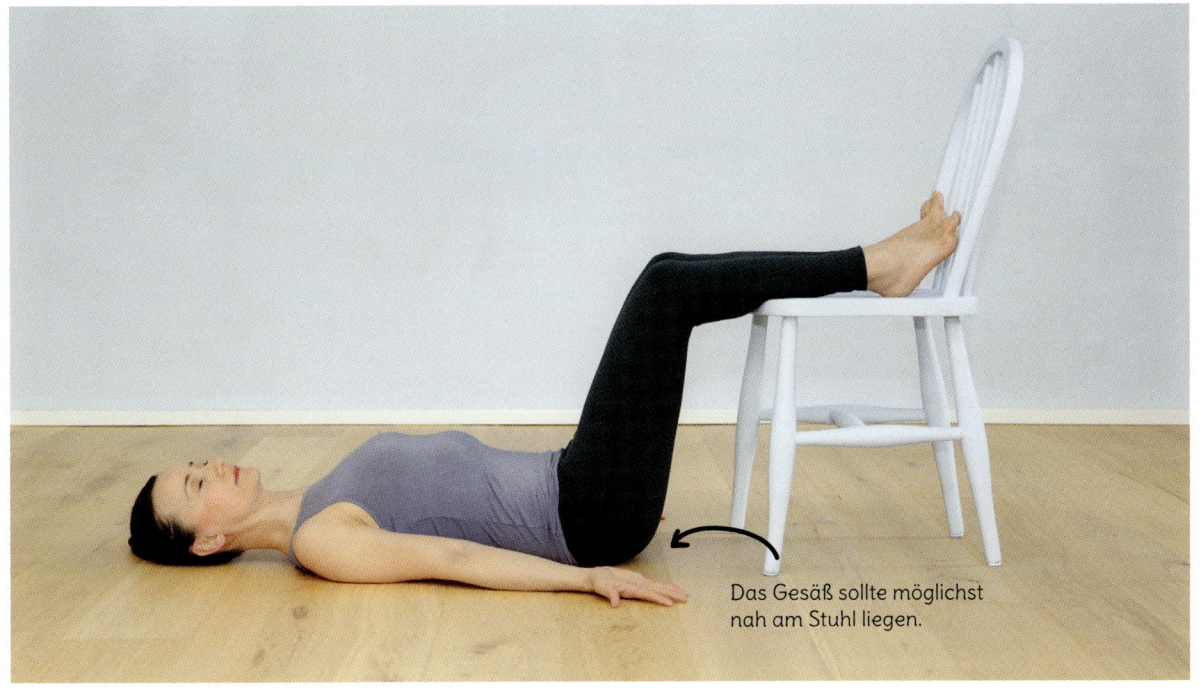

Das Gesäß sollte möglichst nah am Stuhl liegen.

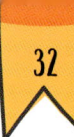

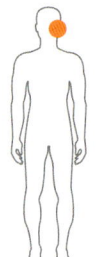

SCHLAFSTÖRUNGEN

DEN GEIST ENTSPANNEN

Die Hauptursache für Schlafstörungen ist ein unruhiger Geist. Umso wichtiger ist es, Werkzeuge an der Hand zu haben, um mehr Ruhe und Stille in den Geist zu bringen. Die Übungen eignen sich vor dem Schlafengehen oder können nach Bedarf in den Alltag integriert werden, um das Gedankenkarussell zu beruhigen.

1. NACKENMOBILISIERUNG

1. Komme in einen bequemen Sitz und lass die Arme nach unten hängen. Wenn die Hände den Boden berühren oder die Sitzhaltung unangenehm ist, setze dich etwas erhöht auf ein Kissen oder einen Stuhl.
Neige den Kopf zur rechten Seite, sodass das Ohr in Richtung der rechten Schulter sinkt. 5–8 Atemzüge verweilen, dabei die Dehnung allmählich intensivieren. Behutsam lösen.

2. Dann den Kopf zur linken Seite neigen. 5–8 Atemzüge verweilen.

3. Anschließend den Kopf nach unten neigen und das Kinn zum Brustkorb senken.
5–8 Atemzüge verweilen.

4. Schließlich sanft nach oben schauen und 5–8 Atemzüge verweilen.

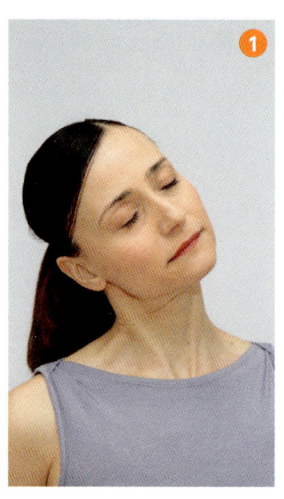 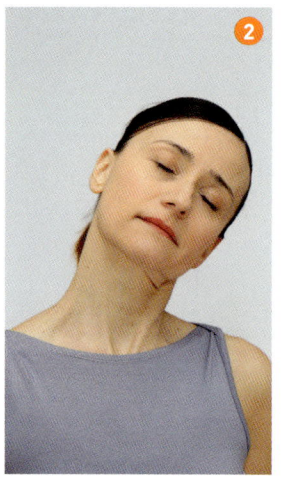 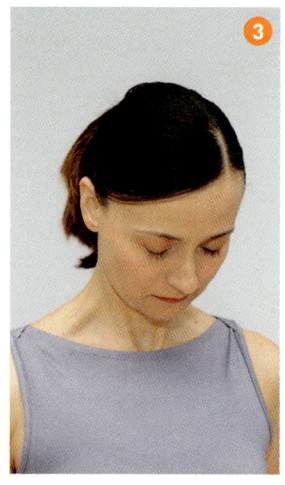 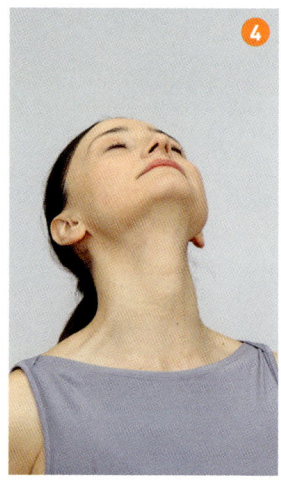

Schultern entspannen und locker fallen lassen, achte darauf, dass du sie nicht in die Höhe ziehst.

2. VORBEUGE AUF DEM STUHL

1. Setze dich auf einen Stuhl und strecke beim Einatmen die Arme nach oben.

2. Beim Ausatmen beuge den Oberkörper nach vorn und nimm die Arme mit. Stelle dir vor, dass du mit der Ausatmung schwere Gedanken loslässt.

   Verweile hier für 10 Atemzüge.

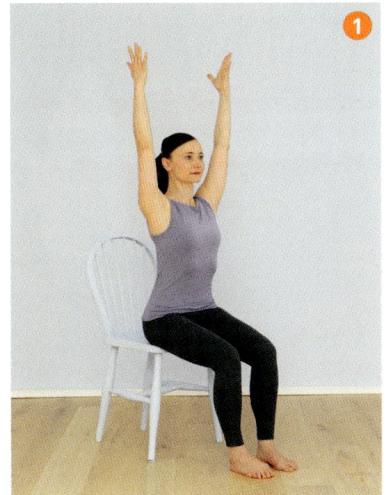 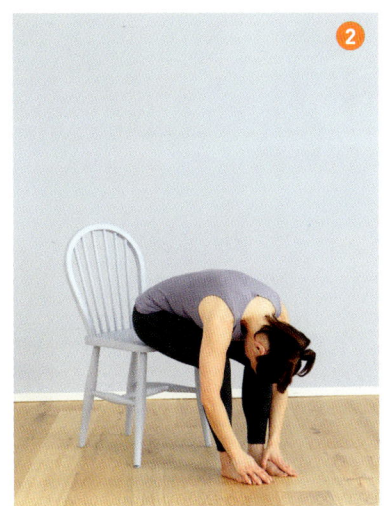

 Prop: Stuhl

3. ENTSPANNUNG DES GANZEN KÖRPERS MIT MANTRA

Lege dich auf den Rücken, die Beine ausgestreckt und die Arme neben dem Körper.

Nimm nacheinander die Empfindungen in den verschiedenen Körperteilen wie Füße, Beine, Hüfte, Rumpf, Schulter, Arme, Nacken und Gesicht wahr. Lass die Schwerkraft auf diese Körperteile wirken.

Mit jeder Ausatmung gibst du mehr Gewicht an den Boden ab. Sage (laut oder leise) zu dir selbst: „Ich atme ein und spüre meinen Körper. Ich atme aus und entspanne meinen Körper."

Du kannst auch die Körperteile einzeln durchgehen.

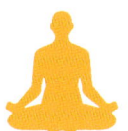 Eine weitere hilfreiche Übung findest du auf Seite 25: „Entspannung des ganzen Körpers".

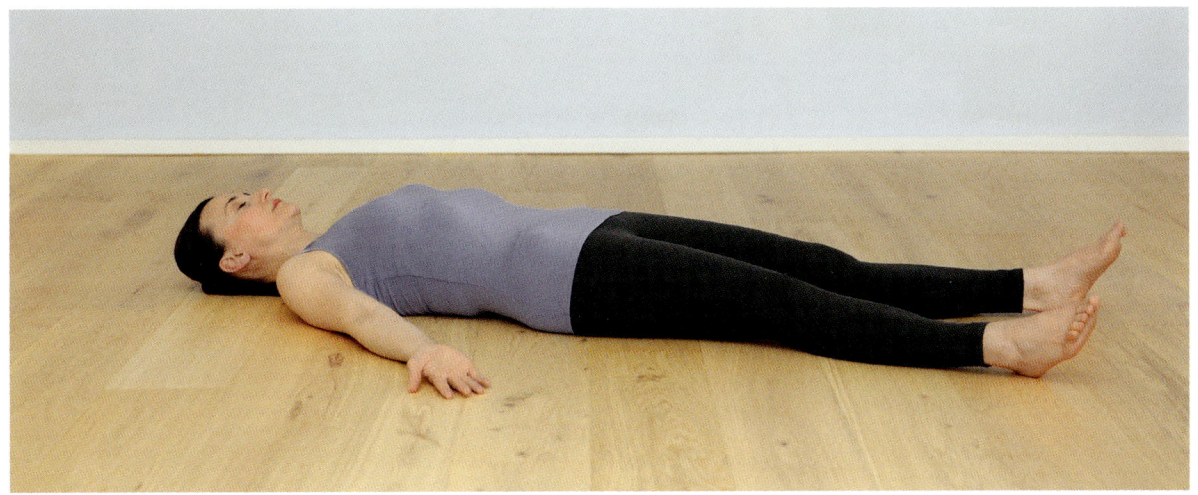

PARKINSON

RHYTHMISCHE BEWEGUNGEN AUSFÜHREN

Es ist wichtig, in Bewegung zu bleiben, um Beschwerden wie Muskelsteifheit und Gleichgewichtsstörung entgegenzuwirken – unabhängig von der Intensität der Beschwerden. Rhythmische und gezielte Bewegungen können das Voranschreiten der Krankheit verlangsamen und die Psyche positiv beeinflussen. Unsere Übungen schulen Gleichgewicht, Koordination und Konzentration. Die Geschwindigkeit der Übung kann gesteigert werden.

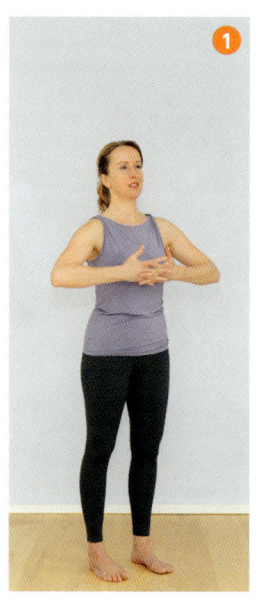
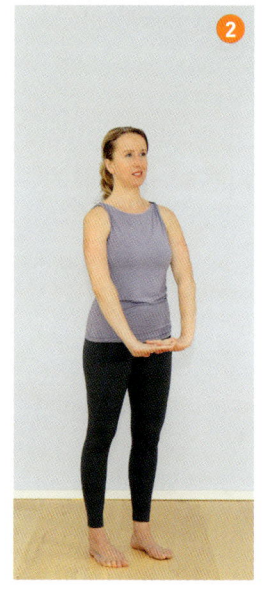
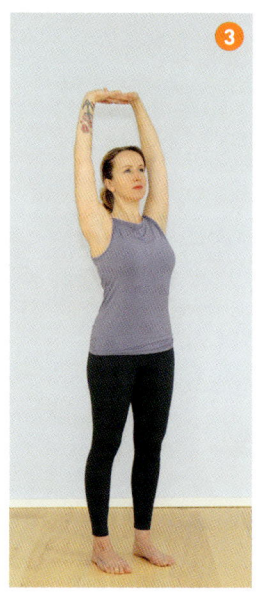
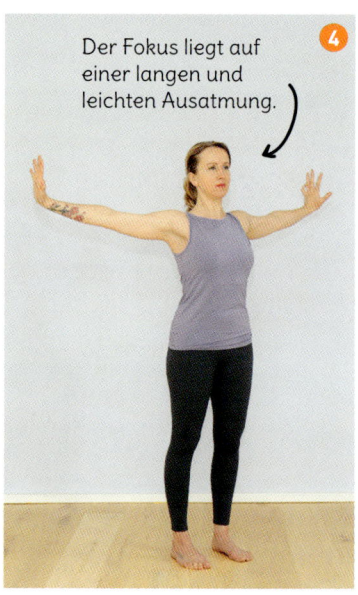

Der Fokus liegt auf einer langen und leichten Ausatmung.

1. ATEMÜBUNG MIT VERSCHRÄNKTEN FINGERN IM STEHEN

1. Komme in einen aufrechten Stand, die Arme hängen locker seitlich am Körper. Verschränke alle 10 Finger vor der Brust ineinander. Mit der Einatmung hebe die verschränkten Hände zum Brustkorb.

2. Mit der Ausatmung strecke die Arme nach unten, sodass die Handflächen Richtung Boden zeigen.

3. Beim Einatmen führe die verschränkten Hände in einem weiten Bogen in Richtung Decke über den Kopf.

4. Mit der nächsten Ausatmung löse die Finger voneinander und öffne die Arme weit über die Seiten nach unten, bis sie wieder in der Ausgangsposition neben dem Körper sind.

Mindestens 10-mal wiederholen.

2. ROTATION DES OBERKÖRPERS IM STEHEN MIT LAUTEN

1. Stelle dich aufrecht hin oder setze dich gerade auf einen Stuhl. Beim Einatmen hebe den rechten Arm über vorn nach oben.

2. Beim Ausatmen drehe Arm und Oberkörper nach rechts und lass den Arm langsam sinken, sodass er einen großen Kreis beschreibt.

3. Intensiviere die Ausatmung, indem du laut verschiedene Vokale wie **a, o, i, e** und **u** sprichst. Durch die verlängerte Ausatmung und die Laute können sich Körper und Nervensystem entspannen.

   Mindestens 20-mal wiederholen, dann die Seite wechseln.

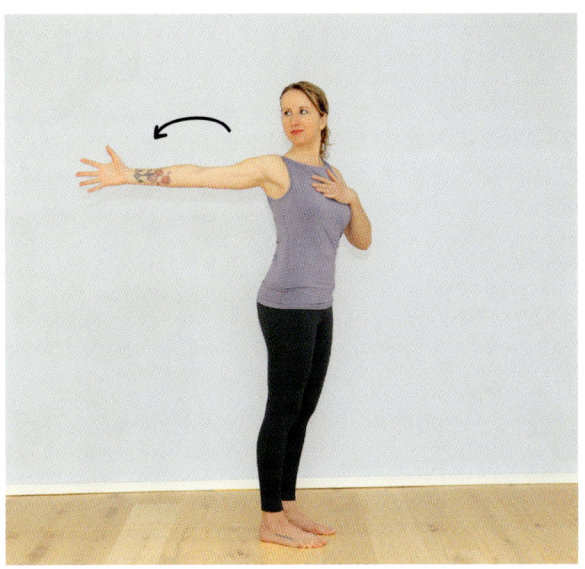

3. DIAGONALER AUSFALLSCHRITT MIT ZENTRIERUNG

1. Stelle dich aufrecht hin. Beim Einatmen strecke die Wirbelsäule und lege die Hände ans Becken.

2. Beim Ausatmen setze den rechten Fuß weit diagonal nach vorn, drücke ihn fest in den Boden und beuge das Bein. Das Standbein bleibt unverändert.

3. Strecke die Arme seitlich aus, um die Position zu stabilisieren. Mit der nächsten Einatmung komme in die Mitte zurück und lege die Hände wieder ans Becken.

   Mindestens 10-mal wiederholen, dann die Seite wechseln.

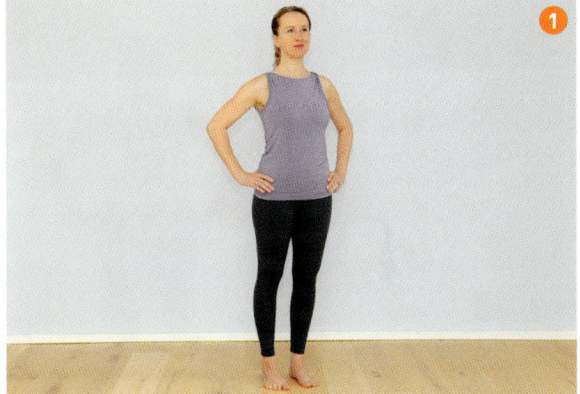

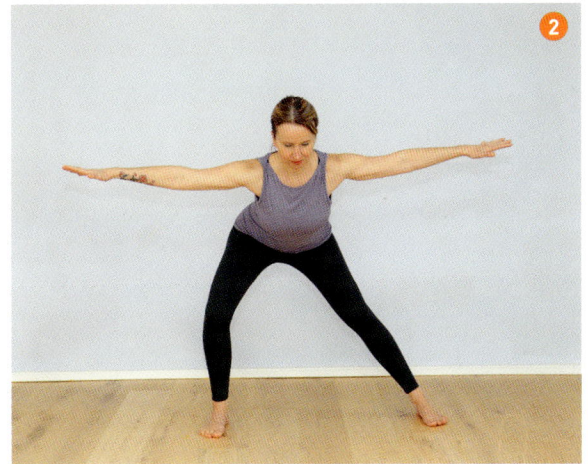

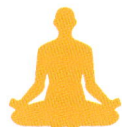 Probiere verschiedene Schrittwinkel aus und variiere die Schrittlänge.

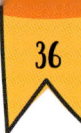
KÖRPERLICHE VERÄNDERUNGEN

GELASSENHEIT ÜBEN

Unser Körper ist immer im Wandel. An bestimmten Zuständen festhalten zu wollen, erzeugt in uns Leiden. Umso wichtiger ist es, dies im ersten Schritt anzunehmen, anstatt dagegen anzukämpfen. Im zweiten Schritt intensiviere deine Atmung, um dir Raum zu schaffen. Zudem kannst du Affirmationen nutzen, um Gedanken und Energie positiv zu lenken. Das Resultat ist eine Gelassenheit, die dich erdet und dir Sicherheit im Alltag bringt. Zusätzlich stärken unsere Übungen den ganzen Körper!

1. BOOTSPOSITION MIT ROTATION IM SITZEN

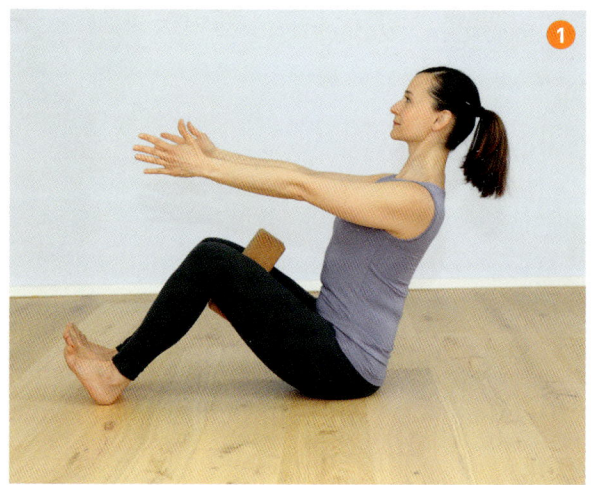

1. Setze dich aufrecht auf den Boden. Die Füße sind breiter als die Hüften aufgestellt und die Hände liegen auf dem Boden hinter dem Rücken. Aktiviere sanft die Bauchmuskeln und behalte im unteren Rücken eine leichte Innenwölbung (sanftes Hohlkreuz), sodass die Wirbelsäule in einer neutralen Position ist.

   Klemme einen Block zwischen die Oberschenkel.

2. Strecke die Arme nach vorn aus und drehe den Oberkörper langsam nach links. Beuge dabei den linken Ellenbogen nah am Körper und zieh ihn weiter hinter die Körperlinie.

3. Mit der Einatmung komme in die Mitte zurück und wechsele mit der Ausatmung die Seite.

   Mindestens 8-mal pro Seite wiederholen.

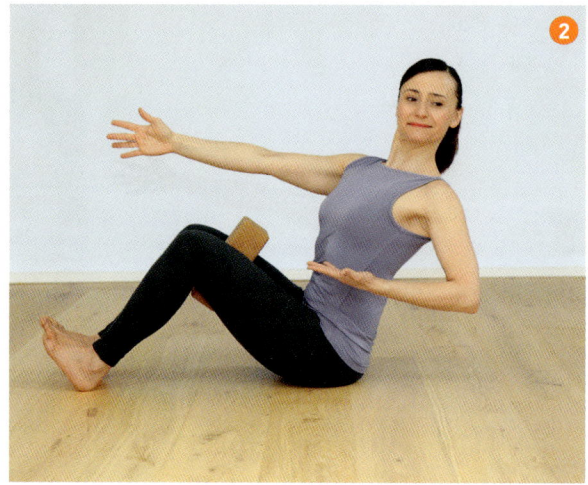

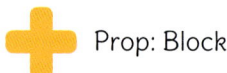 Prop: Block

2. UNTERARMBRETTPOSITION

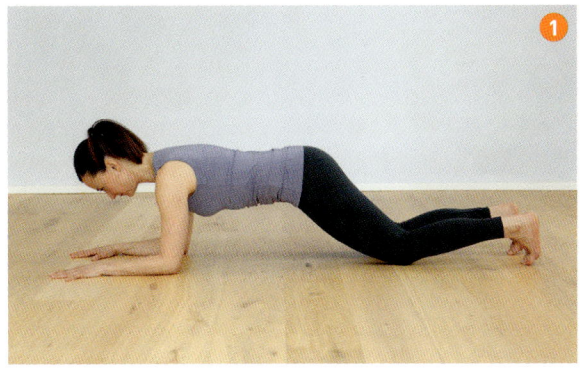

1. Komme in den Vierfüßlerstand. Aktiviere sanft die Bauchmuskeln und behalte im unteren Rücken eine leichte Innenwölbung (sanftes Hohlkreuz), sodass die Wirbelsäule in einer neutralen Position ist.

   Setze die Unterarme schulterbreit auf. Die Ellenbogen liegen dabei unter den Schultern und die Hände sind in einer Linie mit den Ellenbogen ausgerichtet.

2. Strecke dann ein Bein nach dem anderen nach hinten, sodass du auf den Fußballen stehst. Oberkörper und Beine bilden eine Linie. Falls das zu anstrengend sein sollte, setz die Knie am Boden auf. Der Kopf ist gerade, der Nacken lang.

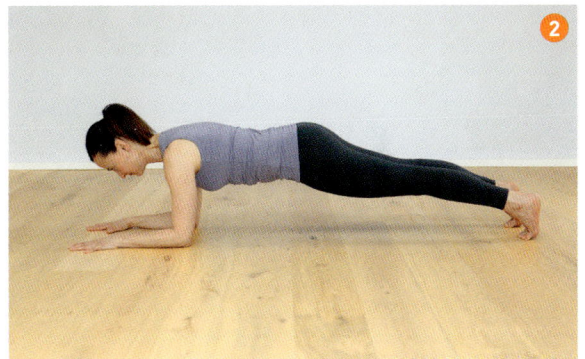

3. Schiebe den Brustkorb ein wenig nach vorn und aktiviere die Bauchmuskulatur.

   Mindestens 10 Atemzüge halten. Pausieren und die Übung 2-mal wiederholen.

3. ATMEN MIT AFFIRMATION IM SITZEN

Komme in einen aufrechten Sitz. Beginne durch die Nase entspannt einzuatmen und lang durch die Nase auszuatmen. Verbinde Körper und Geist mit der Atmung.

Versuche einen angenehmen Atemrhythmus zu finden, der dir ein Gefühl von Leichtigkeit schenkt.

Um den Geist zu beruhigen, sage leise zu dir selbst:

„Ich atme ein und beruhige meinen Körper, ich atme aus und lächle meinem Körper zu."

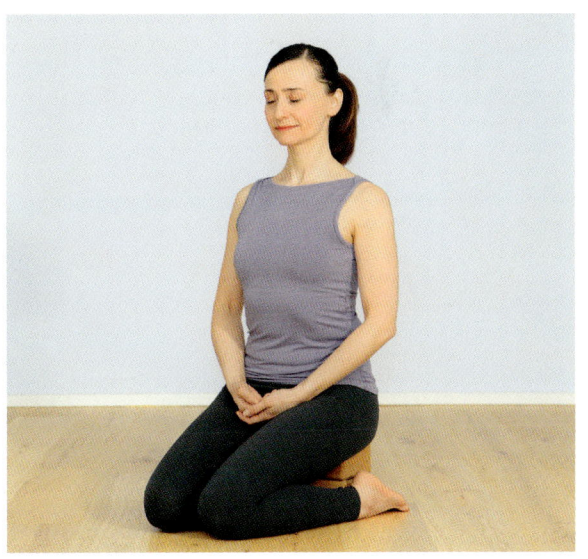

Gehe in Gedanken durch den ganzen Körper und lächle ihm zu. Schenke ihm Dankbarkeit, Tag für Tag leistet er so viel für dich!

Mindestens 16-mal tief ein- und ausatmen.

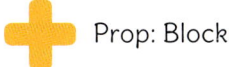 Prop: Block

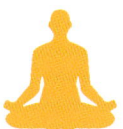 Eine weitere hilfreiche Übung findest du auf Seite 65: „Heuschrecke v-förmig und asymmetrisch".

SCHULTERN, ARME UND HÄNDE

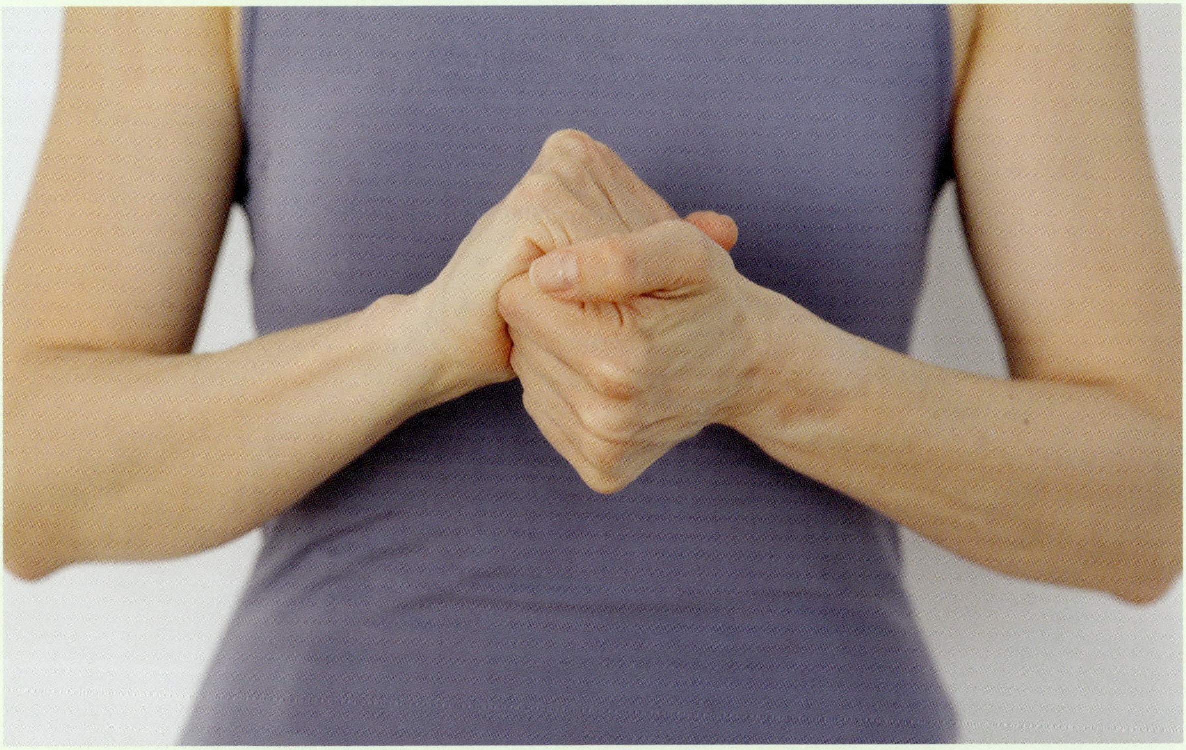

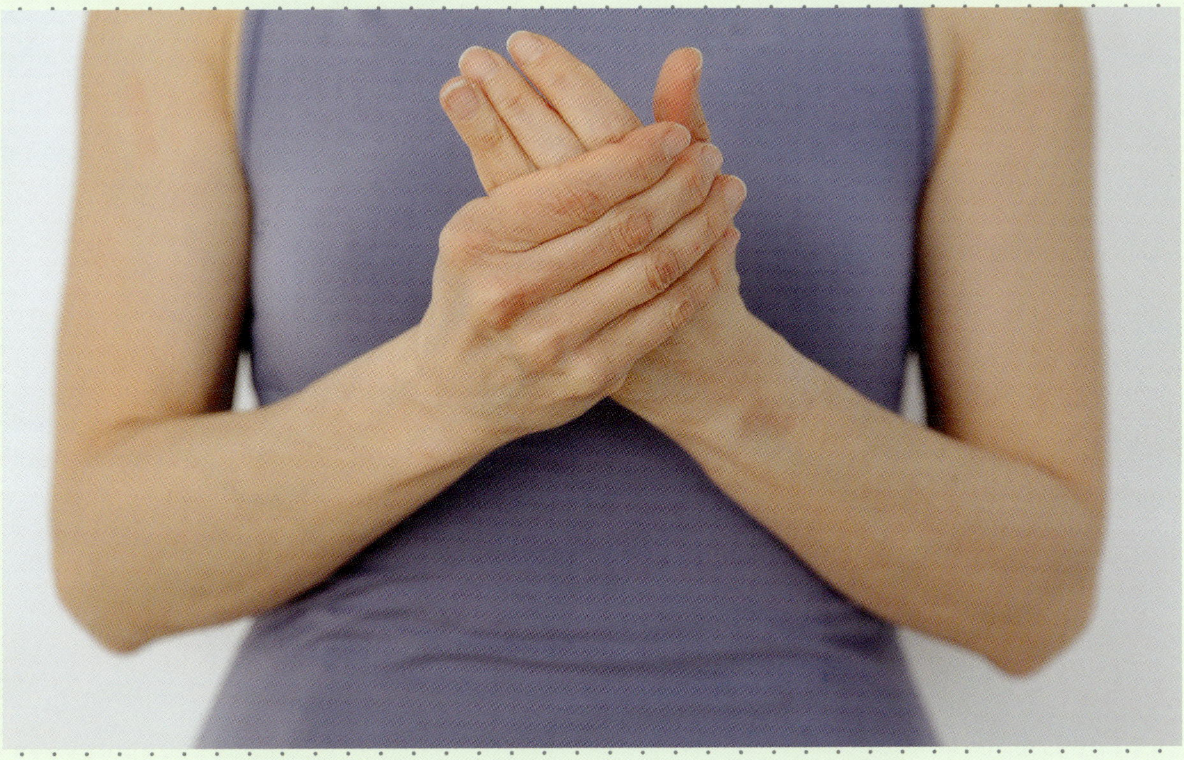

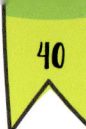

NACKEN- UND SCHULTERVERSPANNUNG

AKTIVIEREN DER MUSKULATUR DURCH SANFTE UND KONSTANTE BEWEGUNGEN

Wenn wir über Jahre hinweg immer wieder dieselben Haltungen einnehmen und dieselben Bewegungen ausführen, werden gewisse Muskelpartien nicht genutzt und verkümmern. Unser Körper braucht Vielfalt in der Bewegung, damit wir stark und geschmeidig bleiben. Je älter wir werden, desto mehr sollten wir unsere Muskeln beanspruchen.

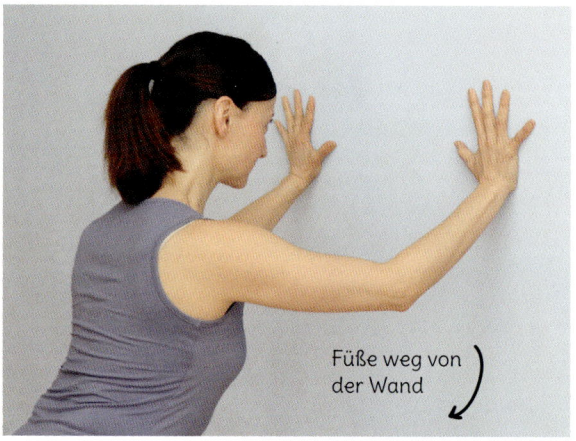

Füße weg von der Wand

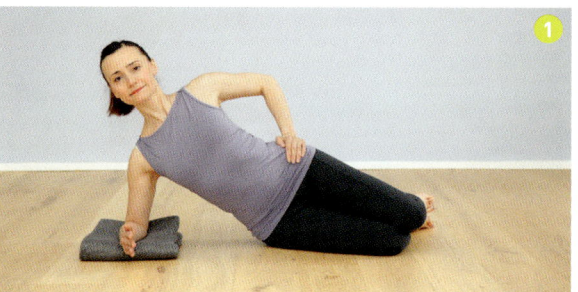

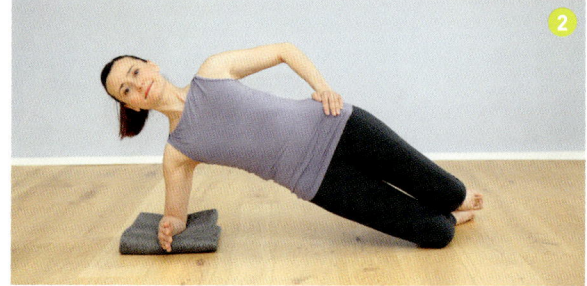

1. BRETTPOSITION AN DER WAND MIT KO-KONTRAKTION

1. Stelle dich eine Schrittlänge entfernt vor eine Wand, strecke die Arme nach vorn aus und setze die Handflächen etwa schulterbreit an die Wand auf. Die Finger sind weit aufgefächert. Drücke die Handfläche fest gegen die Wand und aktiviere die Körpermitte.

2. Zieh die Hände im Geiste nach außen, so, als ob du die Wand auseinanderziehen wolltest.

   8 Atemzüge halten.

3. Zieh die Hände im Geiste nach innen, so, als ob du die Wand zusammenziehen wolltest.

   8 Atemzüge halten.

4. Zieh die Hände im Geiste in verschiedene Richtungen.

   8 Atemzüge halten.

2. UNTERARMSEITSTÜTZ

1. Lege dich auf die rechte Seite und setze den rechten Unterarm auf eine Decke am Boden. Die Knie im 90-Grad-Winkel nach rechts übereinanderlegen. Schulter, Oberkörper und Becken bilden eine Linie.

2. Beim Ausatmen spanne die Bauchmuskeln an und hebe das Becken so hoch wie möglich. Beim Einatmen lass das Becken sinken.

   Mindestens 10-mal üben, dann die Seite wechseln.

3. HEUSCHRECKE AUF KISSEN, ARME IM 90—GRAD—WINKEL

1. Lege ein langes Kissen oder ein gerolltes Handtuch längs vor dir auf den Boden und lege Bauch und Becken darauf ab. Lege die mit 90 Grad angewinkelten Arme seitlich von dir ab, wobei Schultern und Ellenbogen eine Linie bilden. Die Handflächen zeigen zum Boden.

2. Hebe nun beim Einatmen Beine, Oberkörper und angewinkelte Arme an. Beim Ausatmen lege alle Körperteile wieder am Boden ab. Die Arme bleiben unverändert. Gehe so weit nach oben, dass du die Kraft aus dem Rücken spürst.

Mindestens 8-mal wiederholen.

 Props: Kissen oder Handtuch

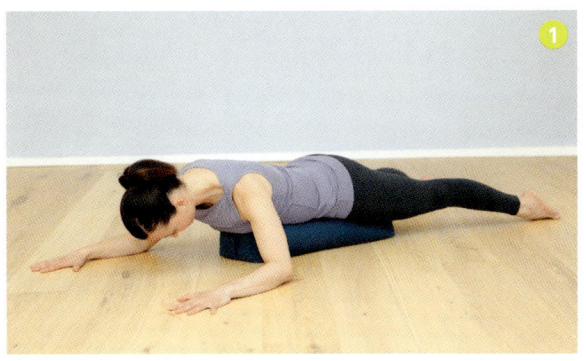

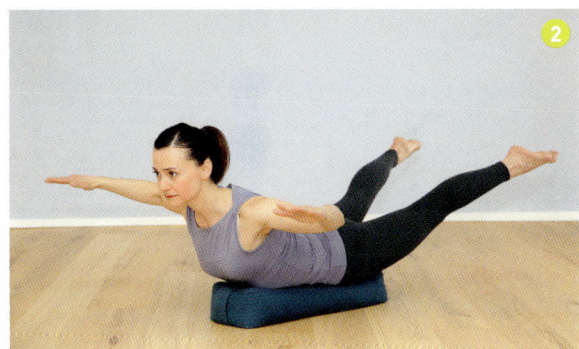

4. SPHINX MIT SCHULTERBLATT— MOBILISIERUNG

1. Komme in die Bauchlage. Setze die Unterarme schulterbreit auf, die Ellenbogen liegen unter den Schultern, die Hände sind in einer Linie mit den Ellenbogen ausgerichtet. Der Kopf ist gerade, der Nacken lang. Drücke den Fußspann in den Boden und hebe die Knie etwas an, sodass die Beine aktiviert sind.

Beim Einatmen drücke die Unterarme und Hände kraftvoll in den Boden und schiebe den Brustkorb etwas nach vorn.

2. Beim Ausatmen sinkst du zwischen den Schulterblättern ein und entspannst den oberen Rücken.

Mindestens 10-mal wiederholen.

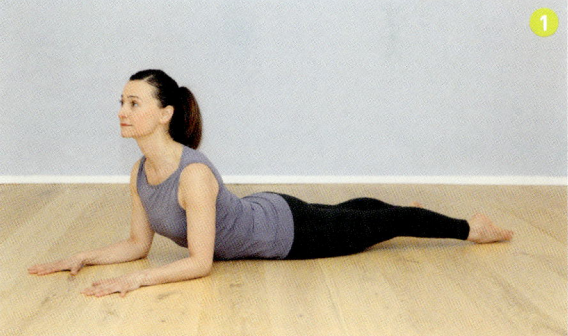

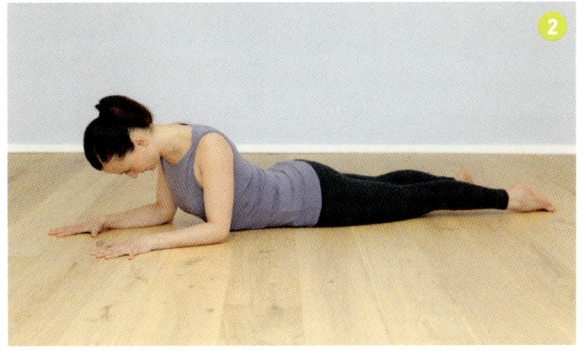

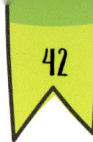
CHRONISCHE VERSPANNUNGEN

←───────────→

MOBILISIEREN UND ZWISCHEN DIE SCHULTERBLÄTTER ATMEN

Muskelverspannungen können durch Schonhaltungen, Bewegungsmangel und eine ungünstige Haltung entstehen. Sobald du in Bewegung kommst, können sich die Muskeln lockern. Eine bewusste Atmung zwischen die Schulterblätter stärkt zudem die Atemmuskulatur und hilft, den oberen Rücken zu entspannen.

1. KOBRA AUF FINGERSPITZEN MIT SCHULTERBEWEGUNG

1. Komme in die Bauchlage. Setze die Hände im breiten Abstand und mit angewinkelten Armen auf Brusthöhe neben dir auf und komme auf die Fingerspitzen. Drücke die Füße in den Boden und hebe die Knie leicht an, sodass die Beine aktiviert sind.

2. Beim Einatmen hebe Oberkörper und Kopf an. Schaue über die rechte Schulter und schiebe die linke Schulter nach vorn. Beim Ausatmen lege alles wieder am Boden ab.

   Beim nächsten Einatmen wechsele die Seite. Mindestens 6-mal pro Seite wiederholen.

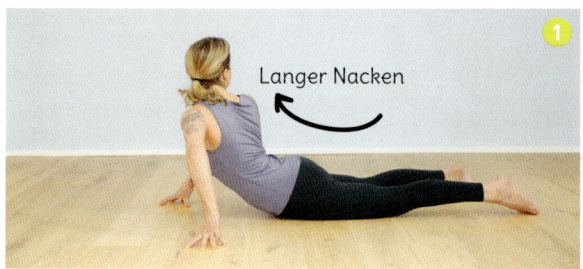

Langer Nacken

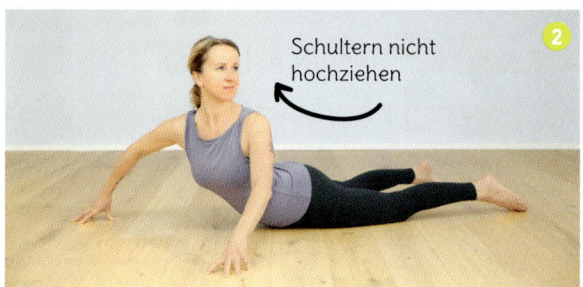

Schultern nicht hochziehen

2. SEITBEUGE MIT VERSCHRÄNKTEN HÄNDEN

1. Komme in einen aufrechten Stand. Verschränke die Handflächen am Hinterkopf oder setze die Fingerspitzen an die Schläfen. Schiebe den Kopf gegen den Widerstand der Hände nach hinten. Die Ellenbogen zeigen nach außen.

2. Beim Einatmen strecke die Wirbelsäule und verlängere den Nacken, beim Ausatmen neige den Oberkörper nach rechts, bis du eine Dehnung in der linken Flanke und in den Schultern spürst.

3. Beim Einatmen komme in die Mitte zurück und strecke Wirbelsäule und Nacken, beim Ausatmen neige den Oberkörper nach links, bis du eine Dehnung in der rechten Flanke und in den Schultern spürst.

   Mindestens 8-mal pro Seite wiederholen.

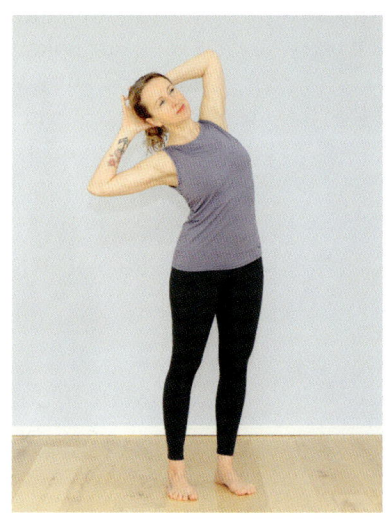

3. SPHINX DYNAMISCH

1. Komme in die Bauchlage. Setze die Unterarme schulterbreit vor dir auf, die Ellenbogen liegen dabei unter den Schultern und die Hände sind in einer Linie mit den Ellenbogen ausgerichtet. Der Kopf ist gerade, der Nacken lang.

   Drücke den Fußspann in den Boden und hebe die Knie etwas an, sodass die Beine aktiviert sind. Drücke Unterarme und Hände kraftvoll und fest in den Boden und schiebe den Brustkorb etwas nach vorn.

2. Beim Ausatmen runde den oberen Rücken, lass den Kopf sinken.

   Mindestens 15-mal wiederholen.

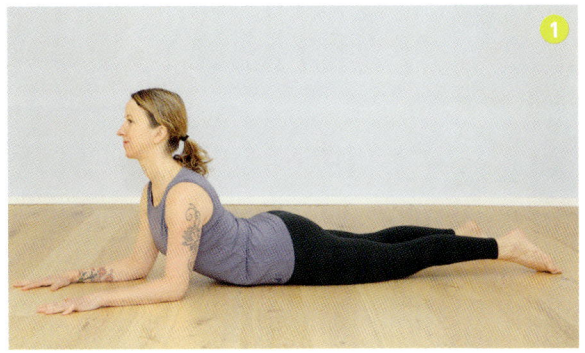

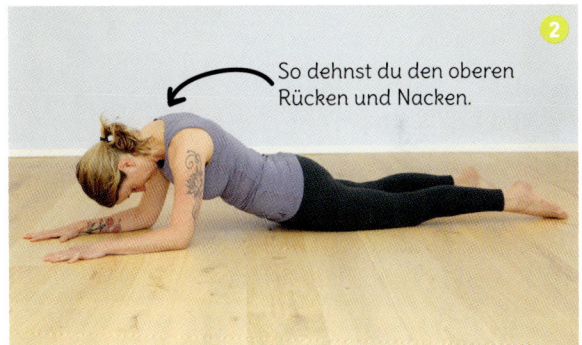

So dehnst du den oberen Rücken und Nacken.

4. NACKENDEHNUNG IN ALLE RICHTUNGEN

1. Komme in einen aufrechten Stand oder Sitz. Überkreuze die Ellenbogen vor dem Brustkorb und lege die Hände auf die Schultern oder Oberarme.

2. Neige nun den Kopf in verschiedene Richtungen. Bewege zuerst den Kopf zur rechten Seite, bis du die Dehnung in der linken Halsseite spürst, dann zur linken Seite, bis du die Dehnung in der rechten Halsseite spürst. Lass nun den Kopf in Richtung Brustkorb sinken, bis du eine Dehnung im Nacken spürst. Zum Schluss hebe das Kinn an, bis du eine Dehnung im Hals spürst.

   Mindestens 8 Atemzüge in jeder Position verweilen.

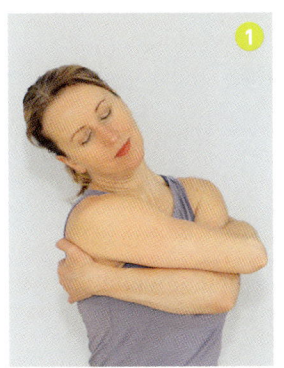 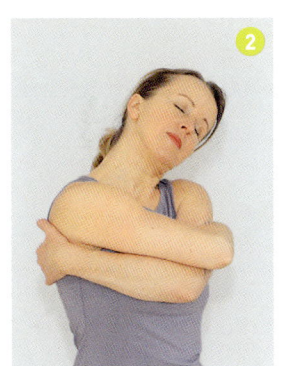

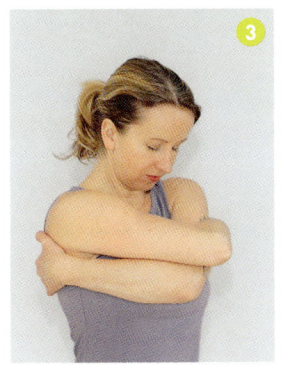 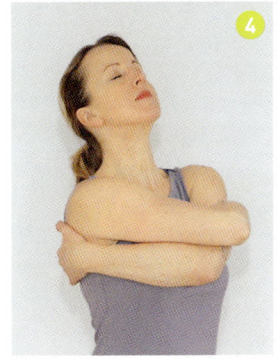

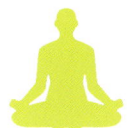 Stelle dir vor, dass du in die jeweilige gedehnte Körperpartie atmest.

ARTHROSE IM SCHULTERGELENK

OHNE GROSSE BELASTUNG IN BEWEGUNG BLEIBEN

Je nach Stadium der Arthrose ist es möglich, durch gezielte Bewegungen Funktion und Flexibilität der Schulter zu erhalten und somit die Auswirkungen der Arthrose zu verlangsamen. Unsere Übungen stabilisieren gleichzeitig die Schulter und nähren den Gelenkknorpel, um die Bildung von Gelenkflüssigkeit anzuregen.

1. KRIEGER I MIT PENDELNDEM GEWICHT

1. Komme in einen aufrechten Stand und stelle die Füße hüftbreit nebeneinander.

2. Verlagere das Gewicht auf den rechten Fuß und setze den linken Fuß einen großen Schritt zurück. Beuge das rechte Knie, sodass es in einer Linie über der rechten Ferse ist. Beide Fußspitzen zeigen nach vorn. Neige den Oberkörper mit geradem Rücken nach vorn. Spanne zusätzlich die Bauchmuskeln an. Achte darauf, dass der Nacken lang bleibt und der Kopf gerade ist. Die rechte Hand ruht auf der Hüfte oder am unteren Rücken.

3. Greife mit der linken Hand ein Gewicht, etwa eine Wasserflasche oder Block. Beginne mit dem linken Arm nach vorn und hinten zu pendeln. Das Gewicht hilft dir, Raum im Gelenk zu schaffen. Atme dabei ruhig und gleichmäßig durch die Nase ein und aus.

Mindestens 15 Atemzüge pendeln, dann die Seite wechseln.

 Props: Wasserflasche oder Block

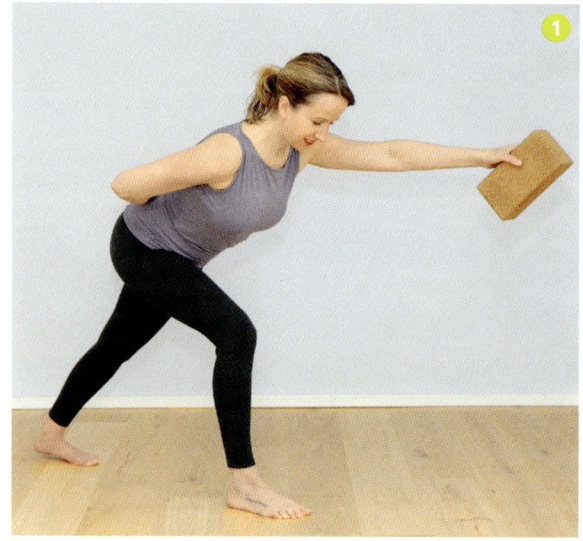

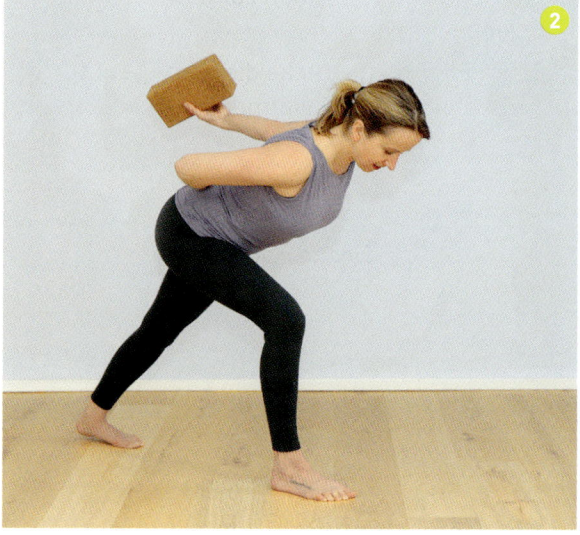

2. ARMLANGZIEHEN IN RÜCKENLAGE

1. Lege dich auf den Rücken und stelle die Füße hüftbreit vor dem Becken auf. Die Arme sind in Richtung Decke ausgestreckt, die Schulterblätter bleiben am Boden. Der Kopf ist gerade, der Nacken lang.

2. Drück das rechte Schulterblatt aktiv in den Boden. Beim Einatmen zieh den linken Arm nach oben in Richtung Decke, bis sich das Schulterblatt vom Boden hebt. Beim Ausatmen legst du die Schulter wieder am Boden ab. Dann wechsele die Seite und hebe den rechten Arm.

Mindestens 10-mal pro Seite üben.

 Achte darauf, dass beide Arme gestreckt bleiben.

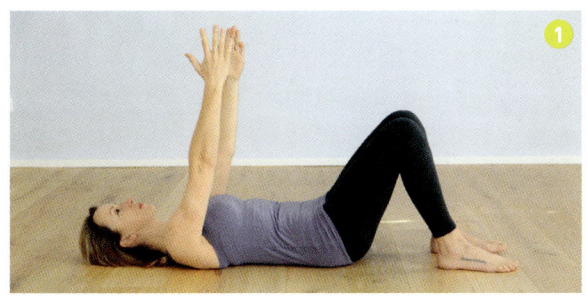

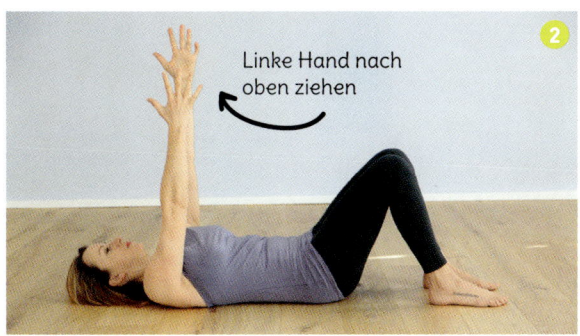

Linke Hand nach oben ziehen

3. RÜCKBEUGE MIT ARMDEHNUNG IM LIEGEN

1. Lege dich auf eine gefaltete Decke oder ein Kissen, damit Kopf und Rumpf etwas höher als Beine und Becken liegen. Die Beine liegen locker nach vorn ausgestreckt am Boden. Die Arme liegen zur Seite ausgestreckt am Boden.

2. Beim Einatmen strecke die Arme senkrecht nach oben. Beim Ausatmen lass sie wieder zum Boden sinken.

Mindestens 10-mal wiederholen.

 Props: Decke oder Kissen

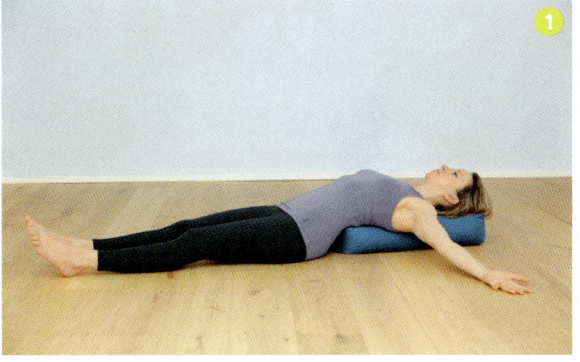

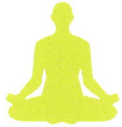 Weitere hilfreiche Übungen findest du auf Seite 41: „Sphinx mit Schulterblattmobilisierung".

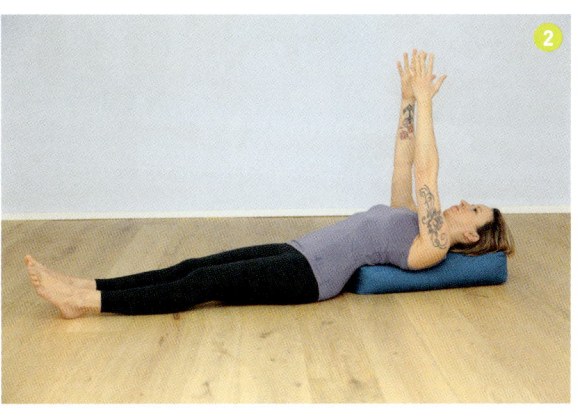

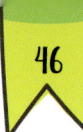

WINKEARME

$\longleftrightarrow$

DIE OBERARME STÄRKEN, BESONDERS DEN TRIZEPS

Winkearme können durch starke Gewichtsschwankungen, ein schwaches Bindegewebe und die im Alter abnehmende Spannkraft der Haut entstehen. Die gute Nachricht ist: Mit einem gezielten Muskeltraining für den Trizeps können die Oberarme definiert und Winkearme reduziert werden. Je regelmäßiger du übst, umso bessere Effekte erzielst du.

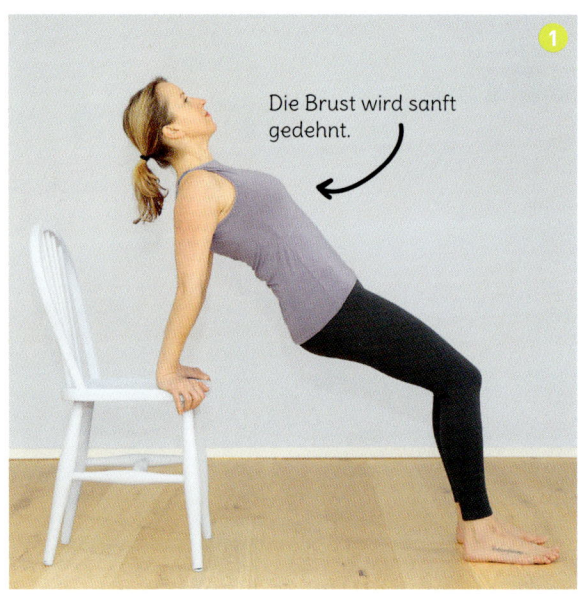

Die Brust wird sanft gedehnt.

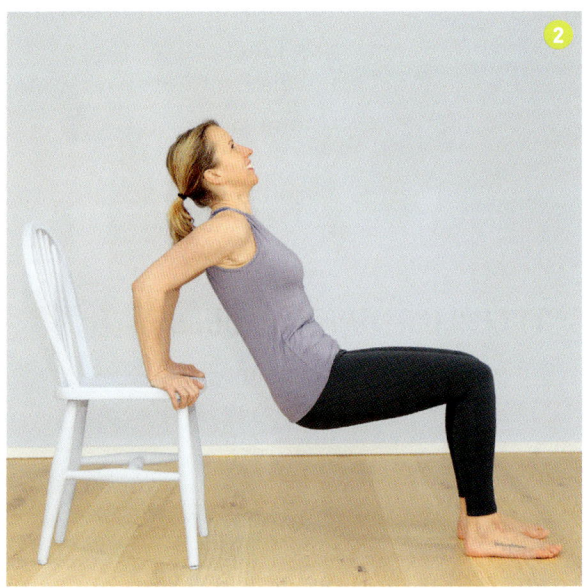

1. TISCHPOSITION DYNAMISCH AUF STUHL

1. Setze dich auf einen Stuhl und wandere mit den Füßen so weit nach vorn, dass Fersen und Knie in einer Linie ausgerichtet sind. Setze die Hände ungefähr in Schulterbreite auf die Sitzfläche des Stuhls auf. Die Fingerspitzen zeigen nach außen. Der Kopf ist gerade, der Nacken lang. Aktiviere die Bauchmuskulatur und bringe den Körper in eine Art Tischposition indem du dein Becken hebst.

2. Drücke die Hände fest in den Stuhl. Beuge dann langsam die Ellenbogen nach hinten und lass dich sinken. Beim Einatmen drücke dich kraftvoll nach oben, beim Ausatmen wieder sinken.

   10-mal wiederholen. Pausieren und eine weitere Runde üben. In der nächsten Woche noch eine Runde hinzufügen und so den Trainingseffekt steigern.

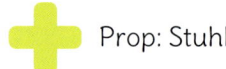 Prop: Stuhl

2. BRETTPOSITION DYNAMISCH AN DER WAND

1. Stelle dich nach vorn geneigt vor eine Wand, sodass der Körper eine schiefe Ebene bildet. Setze die Handflächen etwa schulterbreit an der Wand auf und strecke die Arme. Die Finger sind weit aufgefächert. Aktiviere die Bauchmuskulatur und drücke die Hände fest in die Wand.

2. Beim Einatmen verlängere die Wirbelsäule, beim Ausatmen beuge die Ellenbogen so nah wie möglich an den Oberkörper und lass den Körper wie ein Brett in Richtung Wand sinken. Mit der nächsten Einatmung drück dich wieder kontrolliert in die Brettposition.

   10-mal wiederholen. Pausieren und eine weitere Runde üben. In der nächsten Woche noch eine Runde hinzufügen und so den Trainingseffekt steigern.

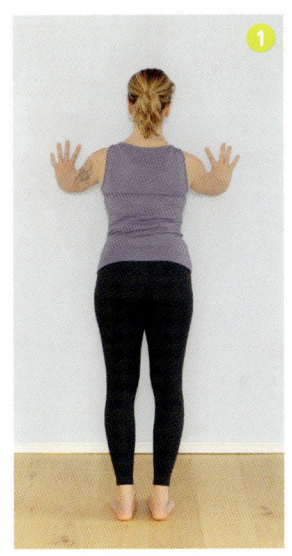
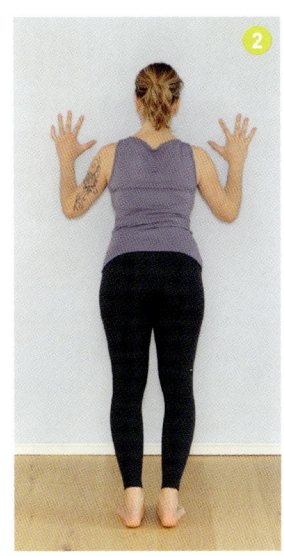

 Nicht ins Hohlkreuz gehen, der ganze Körper sollte eine Linie bilden.

3. TRIZEPSAKTIVIERUNG DURCH BLOCK

1. Komme in einen aufrechten Stand. Greife mit den Handflächen einen Gegenstand, wie etwa einen Block oder einen Ball. Drücke beide Handflächen kraftvoll dagegen und strecke die Arme nach oben aus. Achte darauf, dass die Schultern nicht zu sehr nach oben ziehen.

2. Beim Einatmen verstärke den Druck und strecke die Wirbelsäule, beim Ausatmen beuge die Ellenbogen so nah wie möglich am Kopf und zieh den Block hinter den Kopf. Achte darauf, dass Kopf und Nacken gerade und die Ellenbogen möglichst eng zusammen bleiben, damit der Trizeps aktiviert wird. Spanne die Bauchmuskulatur an.

   10-mal wiederholen. Pausieren und eine weitere Runde üben. In der nächsten Woche noch eine Runde hinzufügen und so den Trainingseffekt steigern.

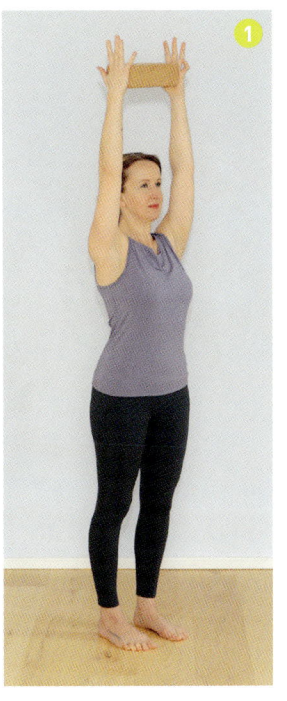
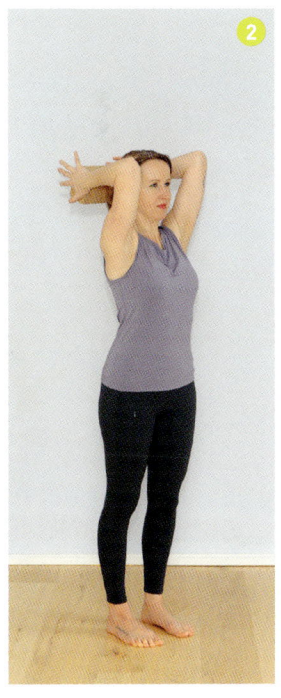

 Props: Ball oder Block

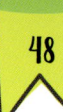

ARTHROSE IN HANDGELENK UND FINGERN

ANGENEHME WÄRME UND TÄGLICH SANFTE BEWEGUNGEN

Hierbei handelt es sich um Verschleiß in den Gelenken der Hände und Finger.
Eine gute Hilfe für zu Hause ist Wärme (keine Hitze). Auf diese Weise entspannt sich
die Muskulatur der Hände und Finger. Außerdem unterstützen sanfte Übungen die Dehnung von
Muskulatur, Gelenken und Nachbargelenken, zusätzlich schaffen sie Raum.

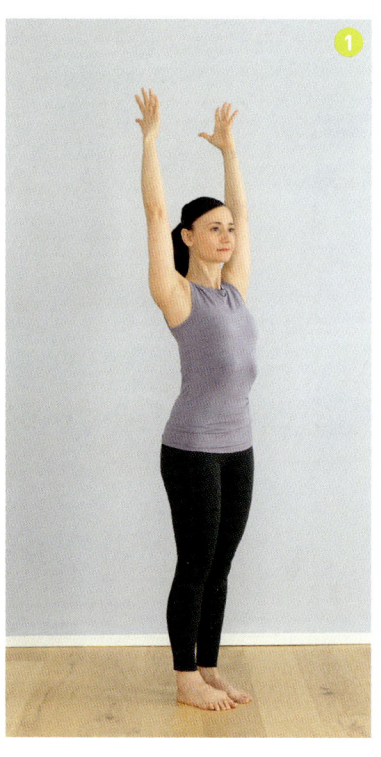 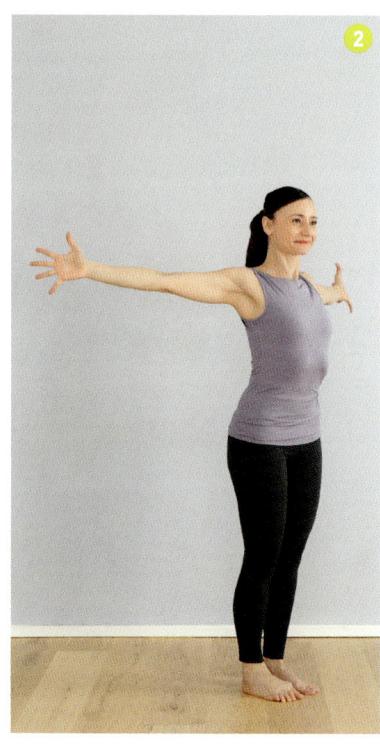 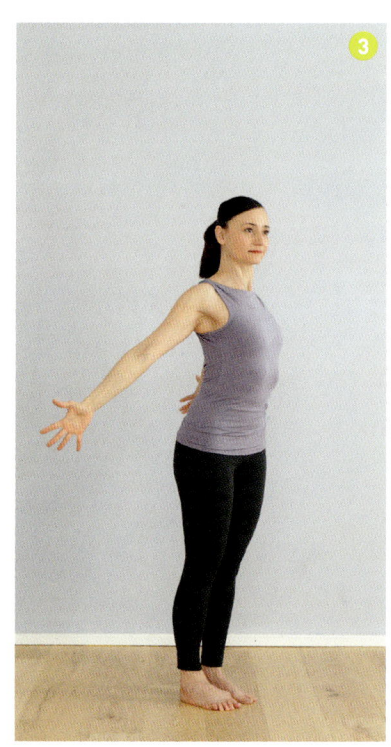

1. ARMKREISE MIT GESPREIZTEN FINGERN IM STEHEN

1. Komme in einen aufrechten Stand oder in einen aufrechten Sitz. Strecke die Arme gerade nach oben und spreize die Finger so weit, wie du kannst.

2. Führe die Arme langsam in einem großen Kreis nach hinten und unten.

3. Beim Einatmen strecke die Arme gerade nach vorn und oben. Beim Ausatmen führe die Arme nach hinten runter.

Mindestens 8-mal wiederholen.

2. TRAKTION DER FINGER

1. Greif mit den Fingern der rechten Hand den Daumen der linken Hand. Zieh langsam den Daumen in die Länge, sodass du einen angenehmen Zug im Gelenk spürst. Diese Aktion erzeugt Platz im Gelenk und regt die Selbstheilungskräfte an.

2. 5-mal wiederholen. Dann die Übung nacheinander mit Zeigefinger, Mittelfinger, Ringfinger und kleinem Finger wiederholen. Zum Abschluss die ganze Hand sanft aus dem Gelenk ziehen. Dann die Hände wechseln.

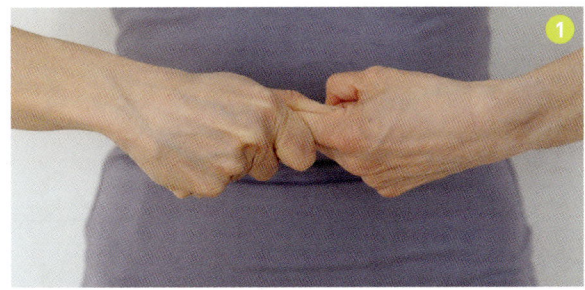

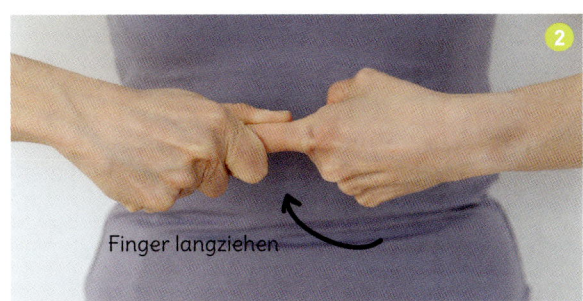

Finger langziehen

3. FINGERDEHNUNG AUF DEM STUHL

1. Stelle dich vor einen Stuhl oder Hocker und lege die Handflächen auf die Sitzfläche.

2. Drehe die Hände so weit wie möglich nach außen, bis die Finger zu dir zeigen. Der Rücken ist gerade, die Schultern sind entspannt und die Knie leicht gebeugt. Die Dehnung ist in den Handgelenken innen und in den Unterarmen spürbar.

   Mindestens 10 Atemzüge hier verweilen.

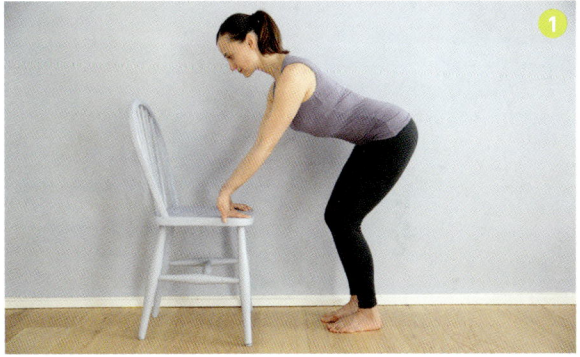

 Props: Stuhl oder Hocker

4. SCHÜTTELN UND KREISEN DER HÄNDE

Diese Übung hat wie die Traktion einen raumschaffenden Effekt für die Gelenke. Beginne beide Hände zu schütteln. Stelle dir vor, du hast nasse Hände und trocknest sie in der Luft. Vielleicht kannst du spüren, dass während des Schüttelvorgangs, die Finger langgezogen und so die Gelenke entlastet werden.

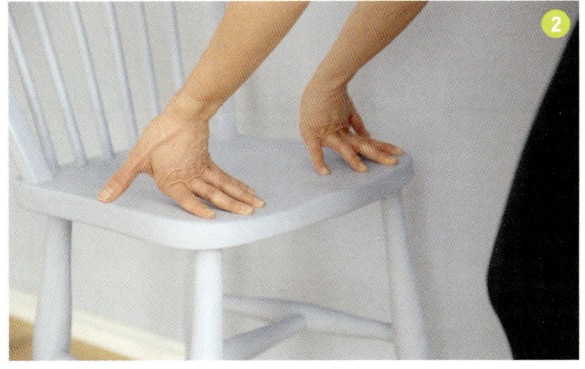

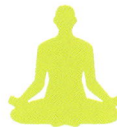 Weitere hilfreiche Übungen findest du auf den Seiten 52 und 53 im Kapitel „Steifheit der Hände".

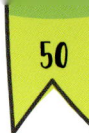

DUPUYTREN-SYNDROM

SANFTES DEHNEN UND TÄGLICHES HÄNDEWORKOUT

Bei Morbus Dupuytren handelt es sich um eine degenerative Erkrankung des Bindegewebes. Die Sehnen in den Fingern verkürzen sich so weit, dass man die Hand nicht mehr strecken kann. Diese Erkrankung ist nicht heilbar, doch mit täglichen Übungen kann das Fortschreiten der Krankheit verlangsamt werden. Die Übungen kann man auch bei der Genesung nach einer Operation ausführen.

1. HANDSPAZIERGANG SEEHUND UND PAVIAN

1. Komme in den Vierfüßlerstand. Die Knie sind unter den Hüften und die Hände schulterbreit.

2. Gehe mit den Händen so weit nach vorn, bis das Becken vor den Hüften ausgerichtet ist und du dich aus eigener Kraft hältst.

3. Für den Seehund platziere die Hände so, dass die Finger nach außen zeigen und wandere nach vorn. Anschließend wandere wieder zurück.

   Mindestens 6-mal wiederholen.

4. Für den Pavian komme auf die Fingerspitzen. Wandere mit gestreckten Fingern nach vorn. Anschließend wandere in die Ausgangsposition zurück.

   Mindestens 6-mal wiederholen.

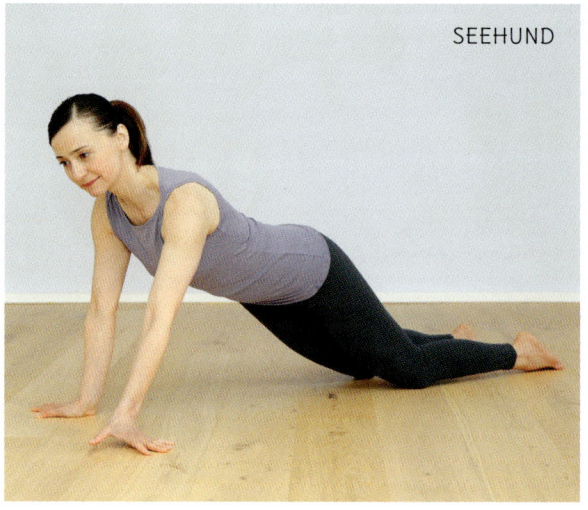

SEEHUND

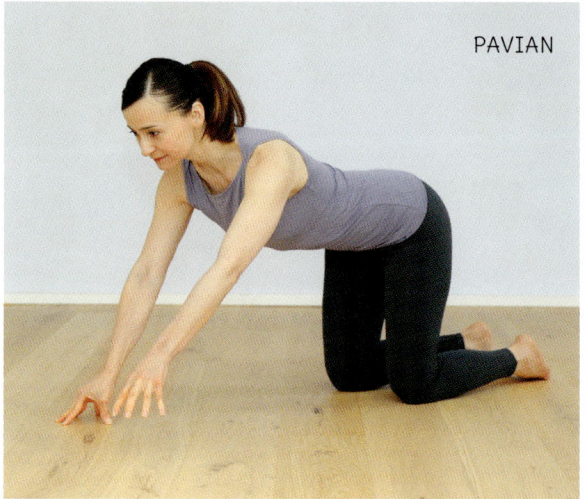

PAVIAN

2. KOBRA AUF FINGERSPITZEN

1. Lege dich auf den Bauch. Setze die Hände im breiten Abstand und mit angewinkelten Armen auf Brusthöhe neben dir auf und komme auf die Fingerspitzen.

2. Drücke nun den Fußspann in den Boden und aktiviere die Beine, sodass die Knie leicht abheben.

3. Hebe beim Einatmen Oberkörper und Kopf an und lege beim Ausatmen alles wieder am Boden ab. Der Abstand der Hände bleibt unverändert.

Mindestens 8-mal wiederholen.

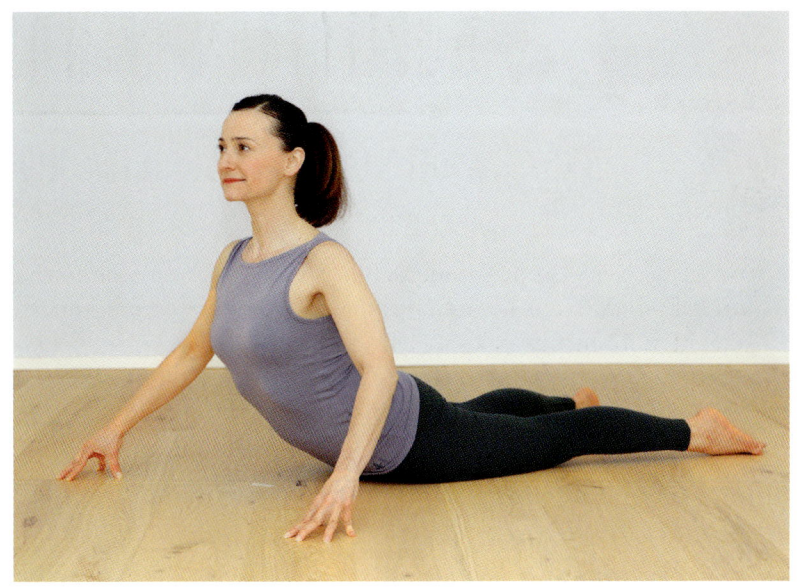

 Nutze die Kraft der Rückenmuskulatur. Verbinde die Bewegung mit der Atmung.

3. FINGERDEHNUNG AUF DEM STUHL

1. Stelle dich vor einen Stuhl oder Hocker und lege die Handflächen auf die Sitzfläche.

2. Drehe die Hände so weit wie möglich nach außen, bis die Finger zu dir zeigen. Der Rücken ist gerade, die Schultern sind entspannt und die Knie sind leicht gebeugt. Die Dehnung solltest du an der Innenseite der Handgelenke sowie in den Unterarmen spüren.

Mindestens 10 Atemzüge hier verweilen.

 Props: Stuhl oder Hocker

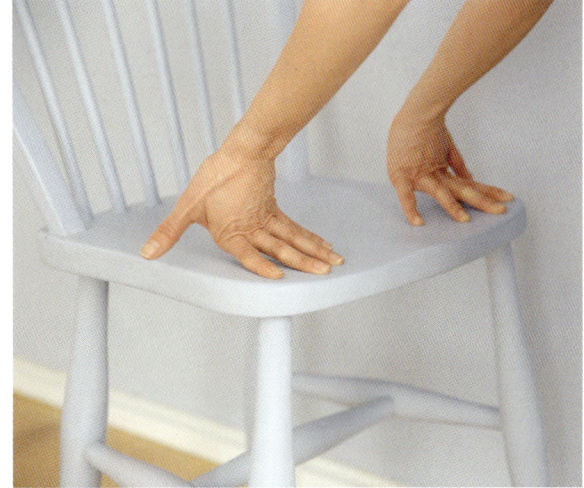

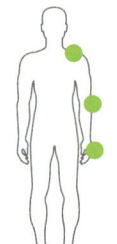

STEIFHEIT DER HÄNDE

←——————————→

HÄNDE SANFT AKTIVIEREN UND DEHNEN

Die vor allem am Morgen auftretende Steifheit in den Händen kann unterschiedliche Ursachen haben, daher ist es ratsam, die Ursache von einem Arzt abklären zu lassen. Aber du kannst selbst für mehr Beweglichkeit und Lockerung deiner Hände sorgen. Schenke deinen Händen mehr Aufmerksamkeit!

1. HANDGELENKSDEHNUNG DYNAMISCH

1. Komme in einen aufrechten Stand oder Sitz. Beim Einatmen strecke beide Arme nach vorn und bringe die Handgelenke nah zusammen. Die Handflächen zeigen nach vorn, die Finger zeigen Richtung Boden und sind möglichst gestreckt.

2. Beim Ausatmen beuge die Ellenbogen, zieh sie nah zueinander und drehe die Handflächen zum Körper.

3. Mit der nächsten Einatmung beuge die Ellenbogen nach außen und bringe die Handrücken vorm Brustkorb zusammen.

4. Halte die Handrücken nah beisammen und strecke beim Ausatmen die Arme so nach vorn aus, dass die Handflächen nach außen zeigen.

5. Beim Einatmen beuge die Ellenbogen wieder nach außen, zieh die Hände zum Brustkorb, drehe die Hände und strecke die Arme wieder in die Ausgangsposition nach vorn.

   Diesen Zyklus mindestens 10-mal wiederholen.

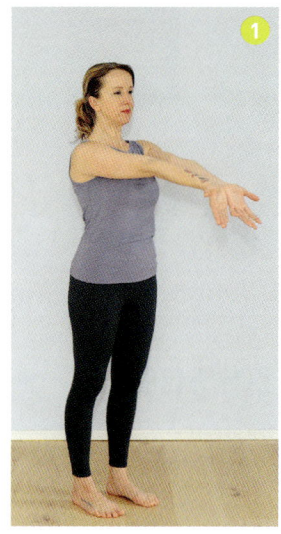
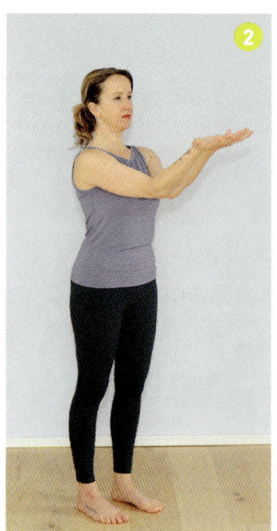
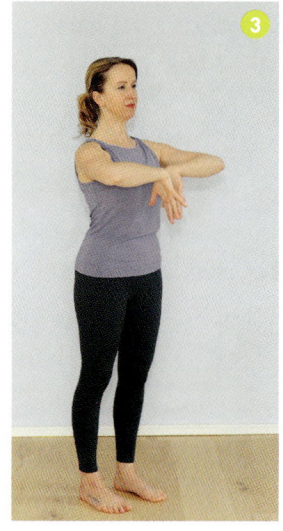
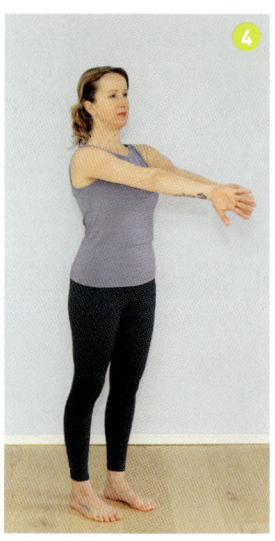

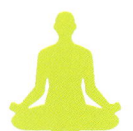

Eine weitere hilfreiche Übung findest du auf Seite 49: „Traktion der Finger".

2. HANDMASSAGE

Starte die Bewegungsabfolge mit einer Hand-massage. Massiere zunächst die Fingerspit-zen, dann die Finger bis zum Handgelenk, um den Lymphfluss zu fördern. Die Massage wird mit angewärmtem Sesamöl effektiver. Der Druck sollte angenehm zu spüren sein. Beginne, das Öl zu verreiben und deine Hände zu kneten und zu reiben.

Mindestens 2 Minuten massieren.

 Prop: Öl

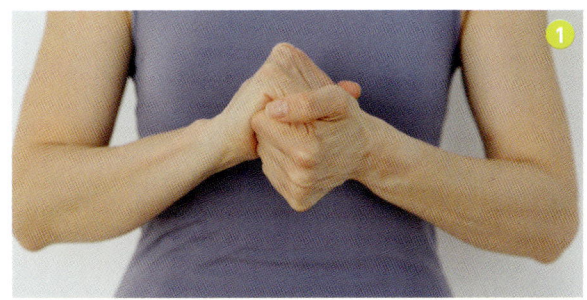

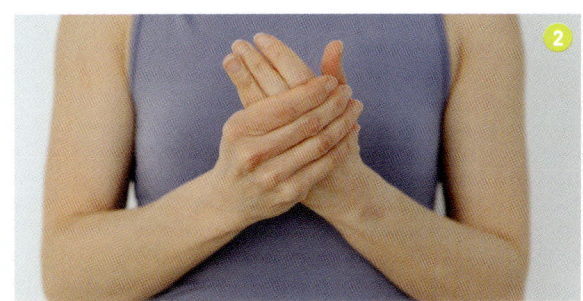

3. FINGERSPITZEN AN DER WAND

1. Stelle dich seitlich an eine Wand, strecke den rechten Arm und lege die Fingerspitzen an die Wand. Die Fingerspitzen zeigen nach rechts.

2. Beim Einatmen hebe langsam den ersten Finger und halte ihn einen Moment in der Luft. Beim Ausatmen setze den Finger lang-sam wieder ab.

3. Dann nacheinander jeden Finger einzeln von der Wand anheben und wieder absetzen.

   Pro Finger mindestens 5-mal wiederholen, und dann zur anderen Hand wechseln.

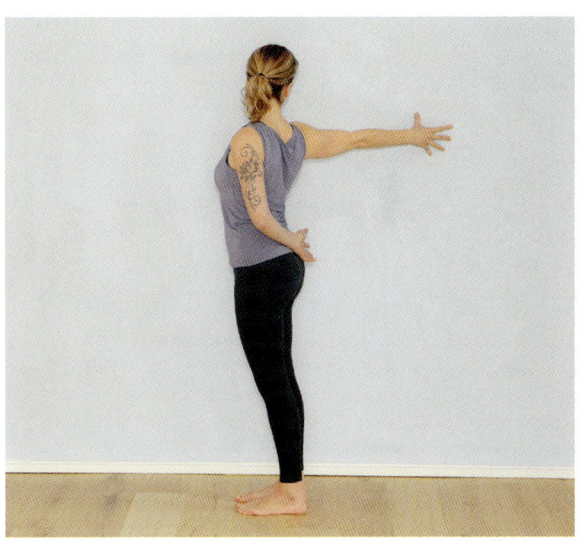

4. SCHÜTTELN UND KREISEN DER HÄNDE

1. Komme in einen aufrechten Stand, strecke die Arme zur Seite aus und hebe sie über Schulterhöhe.

2. Bewege die Handgelenke in verschiedene Richtungen. Du kannst sanft schütteln, krei-sen oder winken. Du kannst auch Fäuste

machen, sie öffnen und schließen. Falls dir die erhobene Armposition anfangs zu anstrengend ist, hebe und senke die Arme während der Handbewegungen. Halte einen angenehmen Atemrhythmus.

Mindestens 2 Minuten durchführen.

OBERKÖRPER UND BRUSTWIRBEL

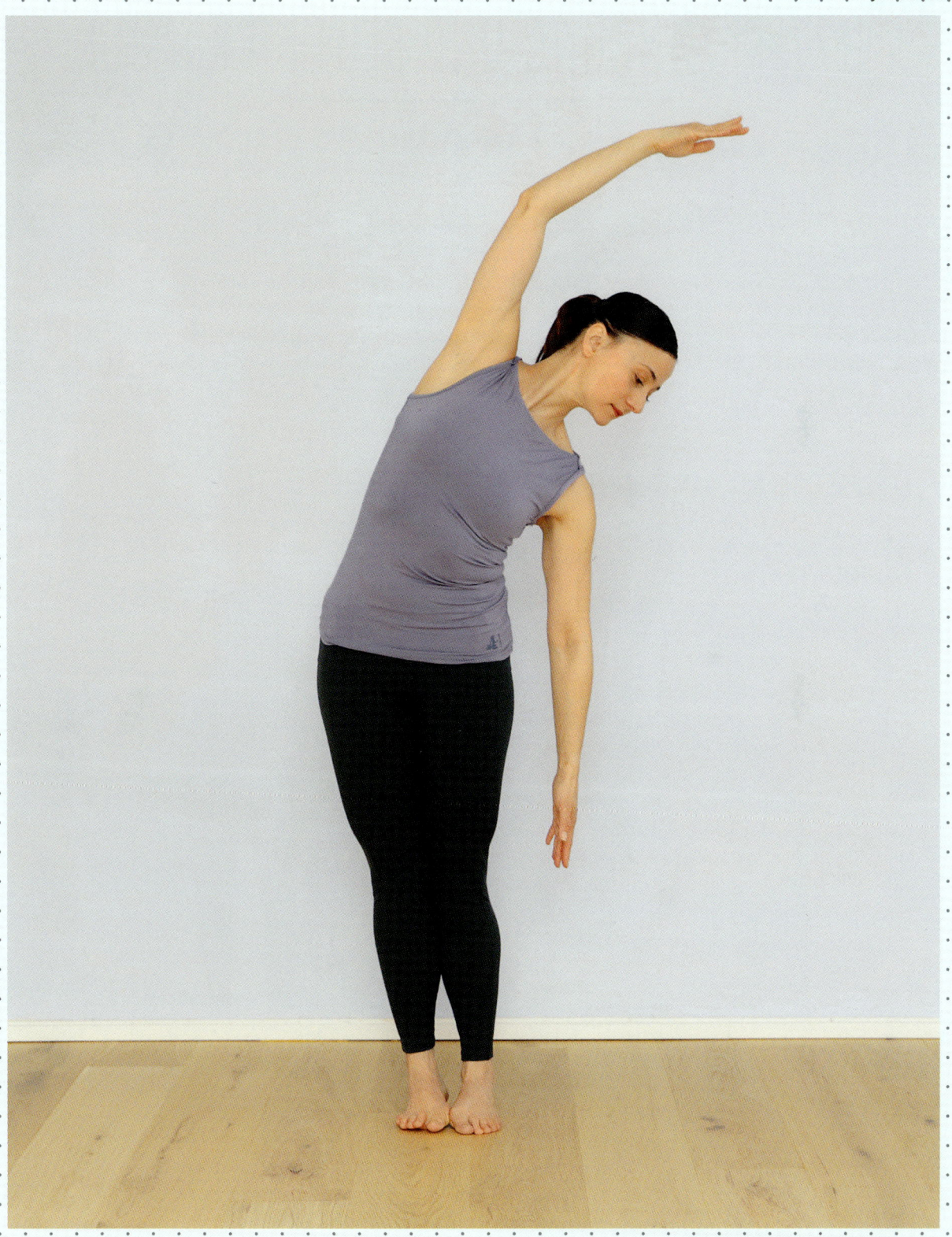

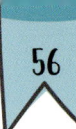
HERZERKRANKUNG UND BLUTHOCHDRUCK

BEWUSST ATMEN UND DIE AUSATMUNG VERLÄNGERN

Hoher Blutdruck und Herzerkrankungen haben viele Ursachen, deshalb ist es unbedingt nötig, dass du Rücksprache mit deinem Arzt hältst. Die Symptome sind oft ähnlich: Druck und Enge in der Brust sowie eine gewisse Unruhe. Deshalb ist es wichtig, dass du zunächst den Fokus auf die Atmung richtest und den Atem schrittweise verlängerst. Außerdem helfen sanfte Dehnungen im Brustkorb, Weite zu schaffen und wieder ruhiger zu atmen. Dazu stellen wir dir verschiedene Übungen vor. Zusätzlich können dir Mudras, also bestimmte Handpositionen, helfen, die Aufmerksamkeit auf Entspannung im Geist zu lenken, um dein Herz zu stärken.

1. BERGHALTUNG MIT GANESHA-MUDRA

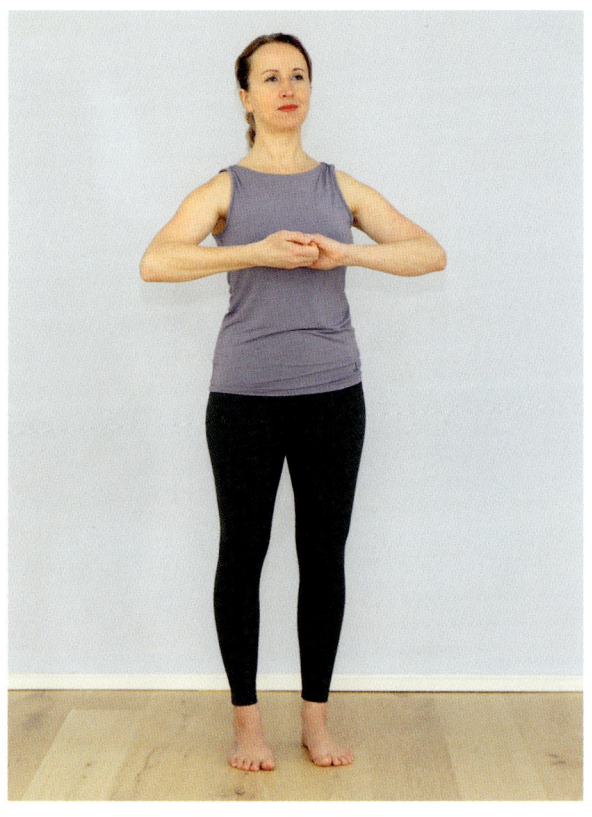

1. Komme in einen aufrechten Stand oder Sitz und stelle die Füße hüftbreit nebeneinander. Drücke die Füße fest in den Boden und stelle dir vor, dass ein dünner Faden am Scheitel des Kopfes befestigt ist, der dich sanft nach oben aufrichtet.

2. Bringe die linke Hand wie eine Schale vor dem Brustkorb, sodass die Handfläche nach oben zeigt. Greife mit den Fingern der rechten Hand von oben die Finger der linken unteren Hand und übe einen sanften, aber spürbaren Zug aus. Beim Einatmen verstärke den Zug und beim angenehmen langen Ausatmen lass die Spannung etwas los und entspann dich in die Dehnung.

   8 Atemzüge halten, dann die Hände wechseln.

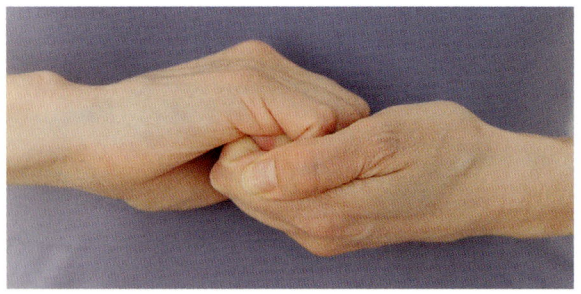

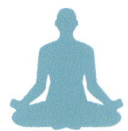

Der Brustraum wird geweitet, sodass die Atmung besser fließen kann.

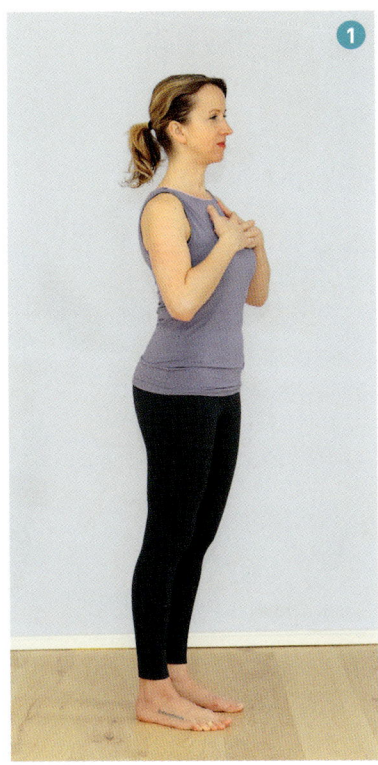
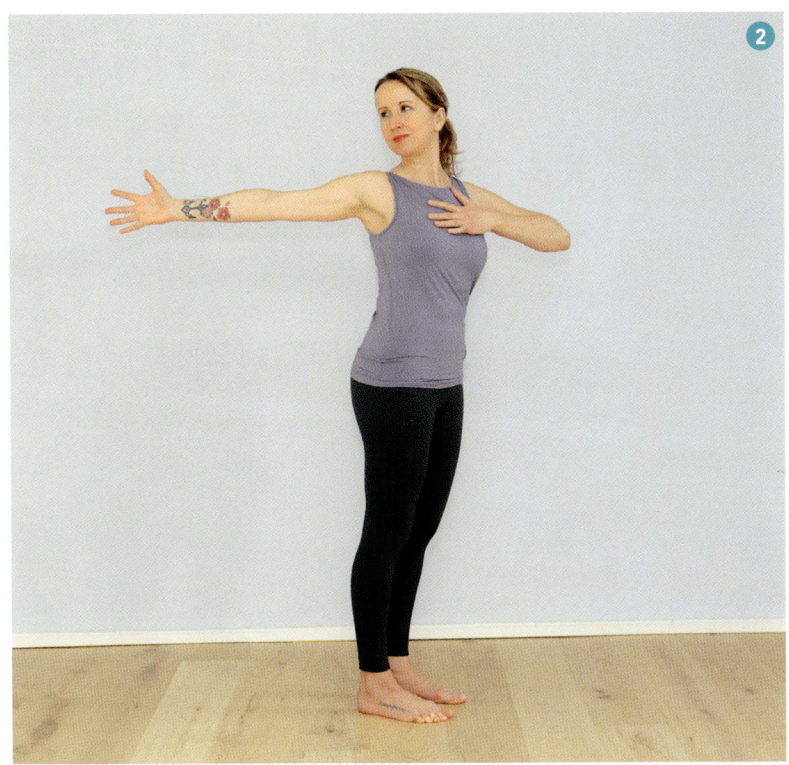

2. SANFTE ROTATION IM STEHEN

1. Komme in einen aufrechten Stand oder Sitz und stelle die Füße hüftbreit nebeneinander. Bringe beide Hände übereinander auf den Brustkorb und spüre ein paar Momente deinen Atem. Atme möglichst durch die Nase ein und aus.

2. Verlängere beim Einatmen die Wirbelsäule und strecke beim Ausatmen den rechten Arm in Schulterhöhe nach hinten oder zur Seite aus, bis du eine angenehme Dehnung in der rechten Seite des Brustkorbs und in der Schulter spürst.

3. Beim Einatmen bringe den Arm wieder in die Mitte, lege beide Hände übereinander und strecke beim Ausatmen den linken Arm nach hinten oder zur Seite.

Mindestens 12-mal pro Seite wiederholen.

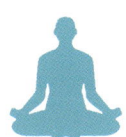

Eine weitere hilfreiche Übung findest du auf Seite 123: „Wechselatmung".

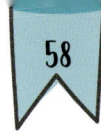
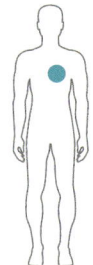

HERZTRAINING

ATEMPAUSEN WAHRNEHMEN UND DIE AUSATMUNG VERLÄNGERN

Für alle, die ihre Kondition verbessern möchten, aber kein anstrengendes Ausdauertraining machen können oder dürfen, haben wir hier effektive Übungen zusammengestellt, die den Herzkreislauf anregen und die Lungenkapazität erhöhen.

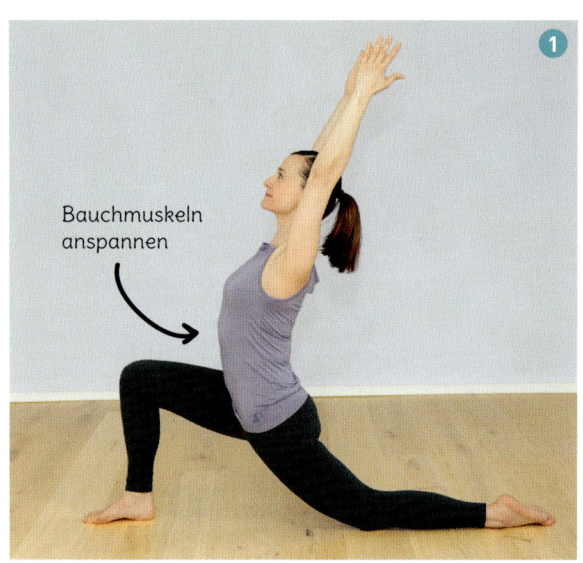

Bauchmuskeln anspannen

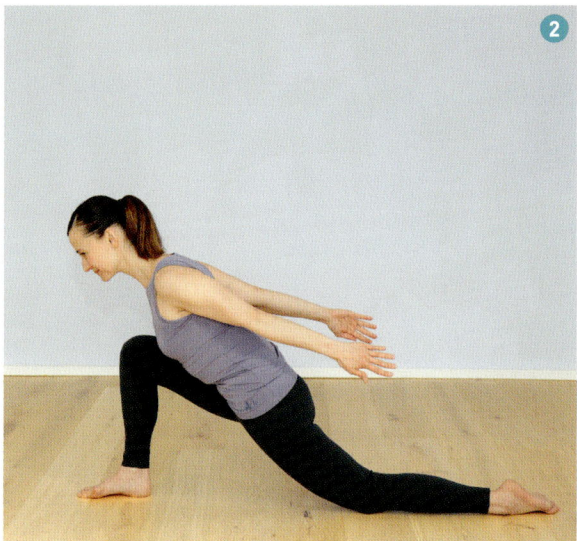

1. AUSFALLSCHRITT DYNAMISCH MIT LANGER AUSATMUNG

1. Komme in den Kniestand. Setze den rechten Fuß vor dir auf. Beuge das rechte Knie so weit nach vorn, dass es über der Ferse ausgerichtet ist und lege die Hände auf den Oberschenkel. Beim Einatmen hebe die Arme und sinke mit der Hüfte, sodass der Oberkörper sich leicht nach hinten neigt. Du solltest eine sanfte Dehnung im linken Hüftbeuger spüren.

2. Beim Ausatmen neige den Oberkörper nach vorn und führe die Arme nach hinten. Achte darauf, möglichst lang auszuatmen. Dann atme wieder ein und richte dich auf.

   Mindestens 8 Atemzüge üben, dann die Seite wechseln.

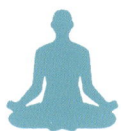

Eine weitere hilfreiche Übung findest du auf Seite 122:
„Atmung im gleichen Rhythmus".

2. VORBEUGE MIT ATEMPAUSE IM STEHEN

1. Komme in einen aufrechten Stand. Beim Einatmen strecke die Arme nach oben aus. Halte den Atem für drei Sekunden an.

2. Mit einer sanften Ausatmung beuge die Knie, führe die Arme in Richtung Boden und lass den Oberkörper mit einer langen Wirbelsäule auf die Oberschenkel sinken. Der Nacken ist lang und entspannt.

3. Beim Einatmen richte dich wieder auf und wiederhole die Übung.

Mindestens 12 Atemzüge wiederholen.

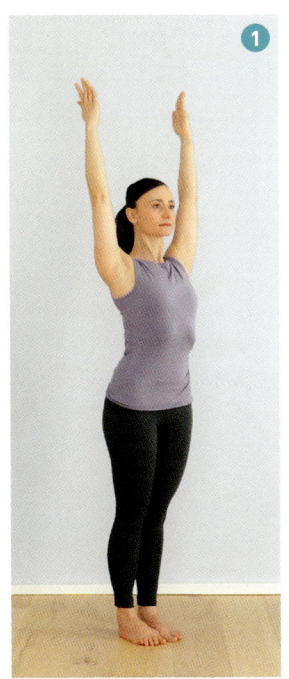
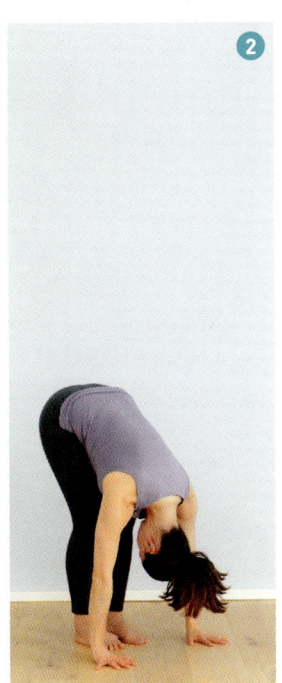

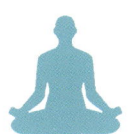 In der nächsten Woche verlängere die Atempause auf vier Sekunden oder länger, um dich mehr in der Atempause zu entspannen. Es geht darum, den Herzmuskel in der Atempause zu trainieren.

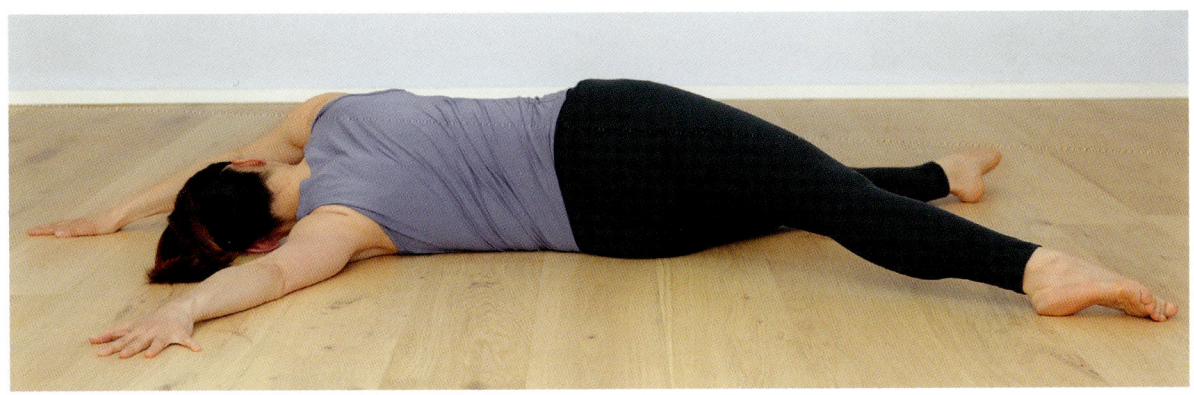

3. BRUSTDEHNUNG MIT V-FÖRMIGEN ARMEN IM LIEGEN

1. Lege dich auf den Bauch. Strecke die Arme v-förmig nach vorn aus. Die Handflächen zeigen zum Boden.

2. Beim Einatmen hebe das rechte Bein und führe es über das linke Bein auf die linke Seite. Lege dein linkes Ohr auf dem Boden ab. Die Arme bleiben unverändert. Gehe so weit in die Öffnung, bis du eine sanfte Dehnung in der Brust spürst. Atme mit Leichtigkeit aus.

Mindestens 8 Atemzüge verweilen, dann die Seite wechseln.

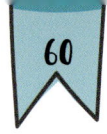

HÄNGENDE OBERWEITE

⟷

DIE BRUSTMUSKULATUR STABILISIEREN UND DEHNEN

Mit zunehmendem Alter lässt die Elastizität des Bindegewebes nach, was sich auf die Brustform auswirkt. Durch die Stärkung der Brustmuskulatur sowie gezielte Dehnungen kannst du den Brustkorb stabilisieren, die Durchblutung anregen und die Straffung des Dekolletés positiv beeinflussen.

1. BRUSTDEHNUNG UND –KRÄFTIGUNG IM STEHEN

1. Komme in einen aufrechten Stand. Beim Einatmen bringe die angewinkelten Ellenbogen hinter die Körperlinie, sodass du im Brustbereich und in den Schultern eine Dehnung spürst.

2. Beim Ausatmen führe die gebeugten Ellenbogen und die Handkanten so nah wie möglich zusammen, bis du eine Kraftanstrengung in der Brustmuskulatur spürst. Eine Steigerung erzielst du, wenn du die gebeugten Ellenbogen nah zusammenhältst und höher als die Schultern anhebst.

   Die Abfolge 10-mal wiederholen. Pausieren und weitere 10-mal üben.

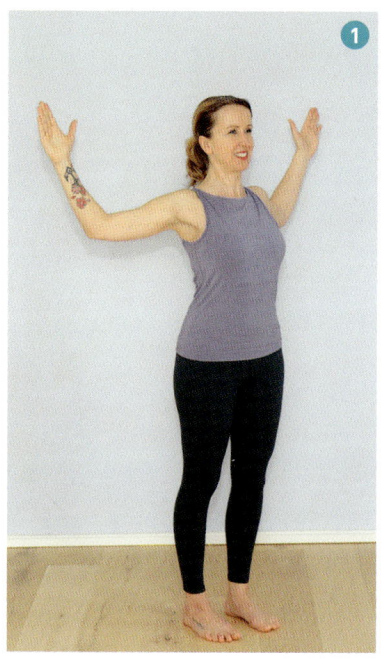
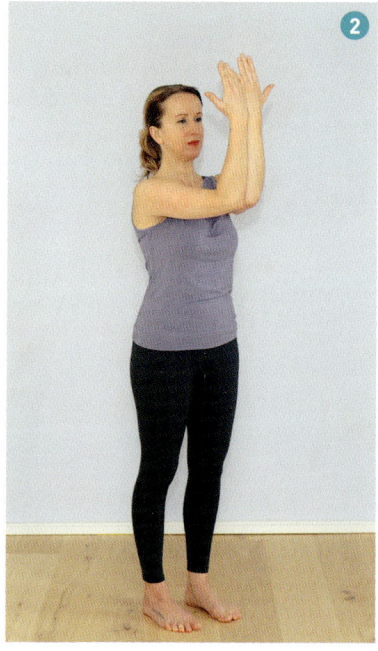

Achte darauf, dass dein Oberkörper aufrecht und dein Bauch aktiv ist und die Bewegung nur aus den Armen und Schultern entsteht.

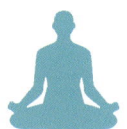
In der nächsten Woche kannst du eine Runde mehr üben und den Trainingseffekt steigern.

2. ASYMMETRISCHE BRETTPOSITION

1. Komme in einen Vierfüßlerstand. Wandere mit den Händen weiter nach vorn und lass das Becken etwas nach vorn sinken, sodass es in einer Linie mit den Schultern ausgerichtet ist. Der Kopf ist gerade, der Nacken lang. Aktiviere die Bauchmuskulatur.

2. Setze die linke Hand deutlich weiter nach vorn und außen, die rechte Hand platzierst du nah am Oberkörper. Beim Einatmen drücke die Hände fest in den Boden und verlängere die Wirbelsäule.

3. Beim Ausatmen beuge die Ellenbogen und lege dich wie ein Brett am Boden ab. Beim Einatmung drück dich wieder hoch.

Die Abfolge 10-mal wiederholen. Pausieren und die Hände wechseln.

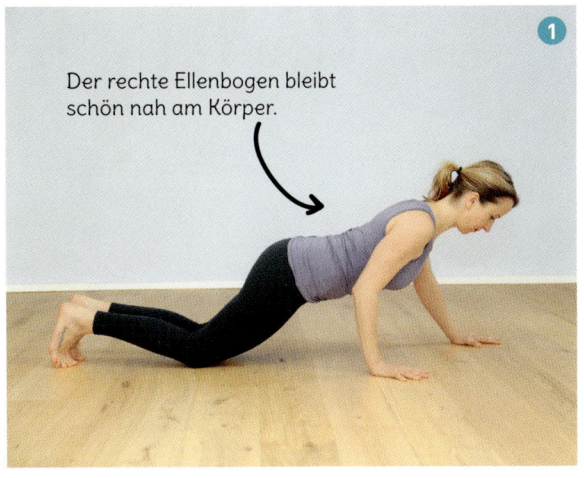

Der rechte Ellenbogen bleibt schön nah am Körper.

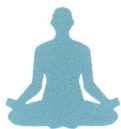

In der nächsten Woche kannst du daran arbeiten, die Beine zu strecken.

3. BRUSTKRÄFTIGUNG MIT BLOCK IM STEHEN

1. Komme in einen aufrechten Stand und nimm einen Block oder einen Ball zwischen die Handflächen. Die Arme sind angewinkelt. Richte die Wirbelsäule auf und aktiviere die Bauchmuskulatur.

2. Beim Einatmen verlängere die Wirbelsäule, beim Ausatmen drücke fest gegen den Gegenstand und aktiviere die Bauchmuskeln.

10-mal wiederholen. Pausieren und eine weitere Runde üben.

 Props: Block oder Ball

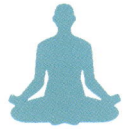 Eine weitere hilfreiche Übung findest du auf Seite 46: „Tischposition dynamisch auf Stuhl".

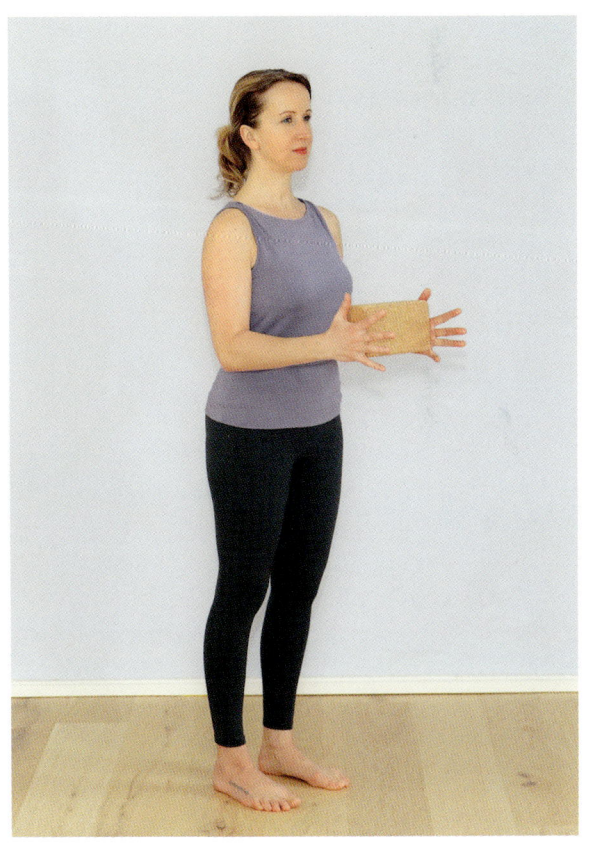

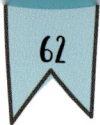

VERFORMUNGEN IM BRUSTWIRBELBEREICH

← MÖGLICHST AUFRECHT HALTEN UND VIELSEITIG BEWEGEN →

Wenn wir uns über längere Zeit zu wenig oder einseitig bewegen, begibt sich unser Körper in einen passiven Modus, der auf Dauer zu strukturellen Verformungen führen kann. Dem kannst du entgegenwirken, indem du deinem Körper neue Bewegungsimpulse gibst. Das Ziel besteht darin, die Muskulatur so zu stärken, dass sie kraftvoll genug ist, den degenerativen Prozess zu verlangsamen.

1. SEITBEUGE MIT ANGEHOBENEM ARM IM STEHEN

1. Stelle dich aufrecht hin, die Füße stehen zusammen. Beim Einatmen strecke den rechten Arm nach oben.

2. Beim Ausatmen spanne die Bauchmuskeln an und neige den Oberkörper nach links. Verweile hier und versuche mit jeder Ausatmung etwas tiefer in die Seitbeuge zu gehen.

   Mindestens 8 Atemzüge halten, dann die Seite wechseln.

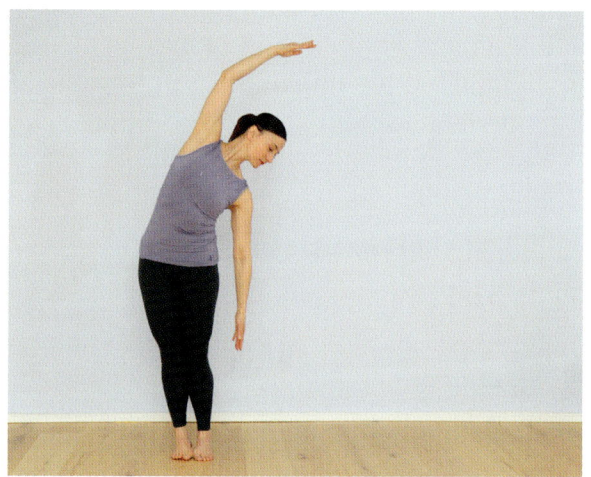

2. ROTATION MIT ANGEWINKELTEN BEINEN IM SITZEN

1. Setze dich mit aufgestellten Füßen aufrecht auf den Boden. Lass die Oberschenkel nach rechts fallen, sodass die Beine einen 90-Grad-Winkel bilden. Strecke den Rücken so, dass der untere Rücken leicht gewölbt ist (leichtes Hohlkreuz).

2. Drehe den Oberkörper mit den Händen langsam nach rechts und setze sie neben den rechten Oberschenkel auf den Boden. Beim Einatmen strecke den Rücken, beim Ausatmen vertiefe sanft die Drehung.

   Mindestens 8 Atemzüge halten, dann die Seiten wechseln.

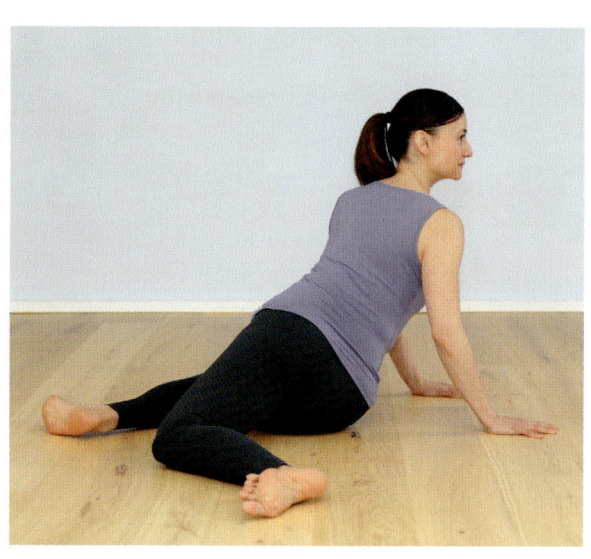

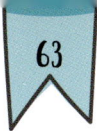

3. BOOTSPOSITION DYNAMISCH IM SITZEN

1. Setze dich aufrecht auf den Boden. Die Fersen sind hüftbreit vorm Becken aufgestellt. Hebe die Arme weg vom Boden. Richte den Rücken auf, sodass der untere Rücken eine sanfte Innenwölbung hat (leichtes Hohlkreuz).

2. Beim Einatmen strecke die Arme nach oben. Beim Ausatmen senke die Arme wieder nach unten. Halte die Füße auf dem Boden.

   Mindestens 8-mal wiederholen.

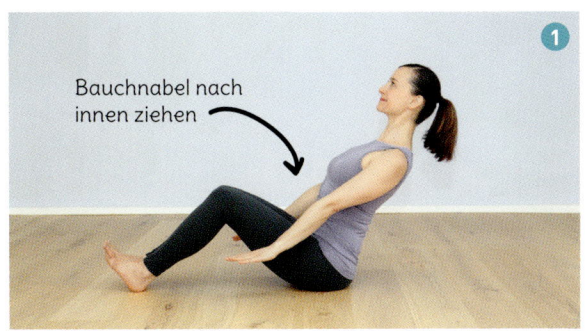

Bauchnabel nach innen ziehen

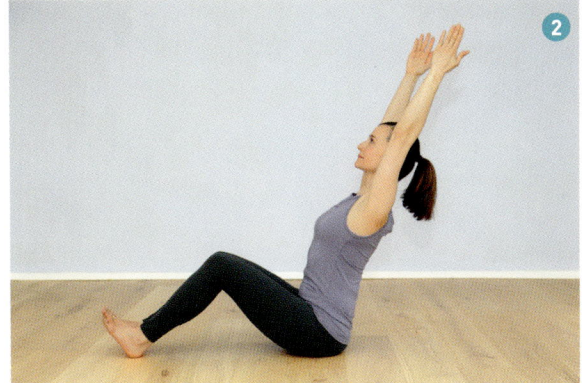

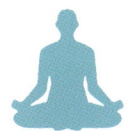

Bewege dich mit Leichtigkeit.

4. KOBRA MIT WEIT AUFGESTELLTEN HÄNDEN

1. Lege dich auf den Bauch. Platziere die Hände in Brusthöhe weit nach außen. Die Ellenbogen sind gebeugt und zeigen leicht nach oben.

   Drücke den Fußspann in den Boden und hebe die Knie etwas an, sodass die Beine aktiviert sind.

2. Beim Einatmen hebe Oberkörper und Kopf an, beim Ausatmen lege alle Körperteile wieder am Boden ab.

   Mindestens 8-mal wiederholen.

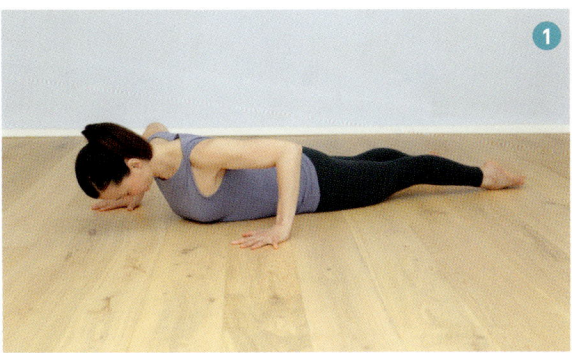

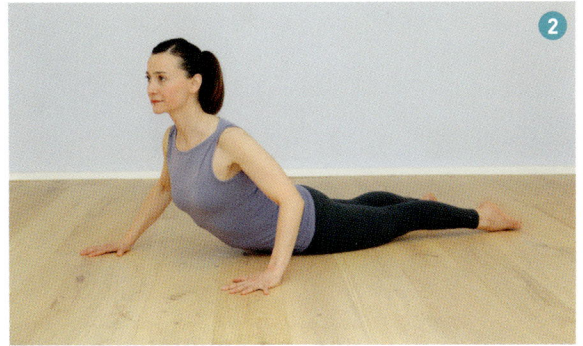

OSTEOPOROSE

$\longleftrightarrow$

STABILISIERENDE BEWEGUNGEN UND GLEICHGEWICHT ÜBEN

Je älter wir werden, desto mehr verringern sich Muskelmasse und Knochendichte.
Besonders bei Osteoporose, einer Stoffwechselerkrankung, geht es darum, diesen Prozess zu
verlangsamen. Es ist wichtig, durch kraftvolle Bewegungen die Muskeln zu stärken sowie einen
gezielten Druck auf die Knochen auszuüben, um sie zu stimulieren. Neben Krafttraining
spielen auch Balanceübungen eine wichtige Rolle, um Vertrauen in den Körper aufzubauen
und Stürzen vorzubeugen.

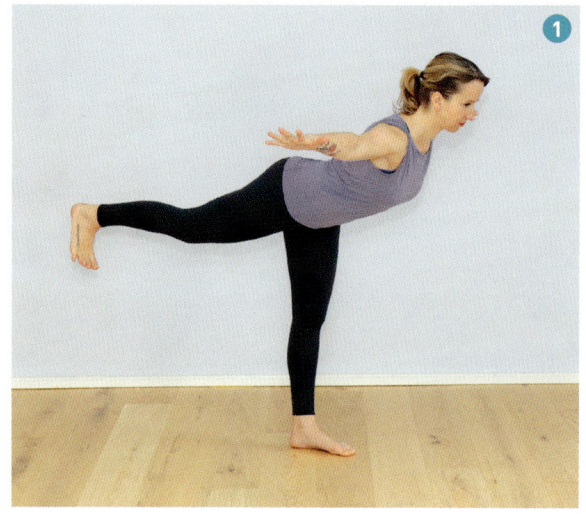

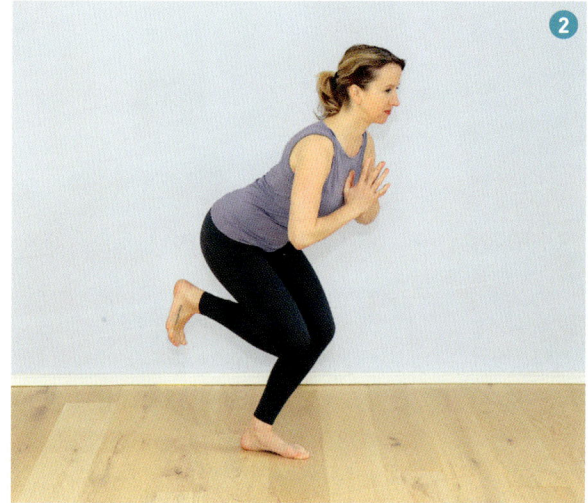

1. KRIEGER III DYNAMISCH

1. Komme in einen aufrechten Stand. Strecke
das rechte Bein nach hinten und setze den
Fuß am Boden auf. Strecke die Arme seitlich
aus. Suche dir einen fixen Punkt, auf den du
schaust.

   Beim Einatmen hebe das rechte Bein vom
Boden ab.

2. Beim Ausatmen beuge beide Knie und führe
die Hände vor dem Brustkorb zusammen.

   Mindestens 8-mal wiederholen, dann das
Bein wechseln.

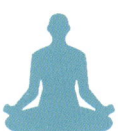

Eine weitere hilfreiche Übung findest du auf Seite 83:
„Schulterbrücke mit Block und angehobenem Bein".

2. HEUSCHRECKE V—FÖRMIG UND ASYMMETRISCH

1. Komme in die Bauchlage. Strecke die Arme v-förmig nach vorn und lege die Stirn auf dem Boden ab, damit der Nacken gerade bleibt. Nimm die natürliche Krümmung der Lendenwirbelsäule wahr und aktiviere die Bauchmuskeln.

2. Beim Einatmen hebe den Brustkorb, den rechten Arm und die Beine an.

3. Beim Ausatmen lass alles wieder zum Boden sinken.

   Mindestens 10 Atemzüge wiederholen, und dann die Seite wechseln. Pausieren und die Übung 2-mal wiederholen.

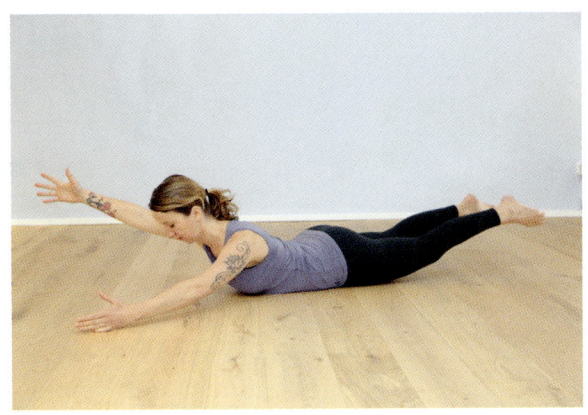

3. UNTERARM—BRETTPOSITION AUF STUHL

1. Lege die Unterarme auf der Sitzfläche eines Stuhls ab, gegebenenfalls eine Decke unter die Ellenbogen legen. Stelle die Zehen auf, hebe die Knie und wandere mit den Füßen so weit zurück, dass die Beine gestreckt sind. Achte darauf, dass die Bauchmuskulatur angespannt und der Rücken gerade ist.

2. Beim Einatmen drücke aktiv Unterarme und Hände gegen die Sitzfläche des Stuhls. Beim Ausatmen zieh aktiv den Bauch nach innen. Du solltest eine kraftvolle Anstrengung im ganzen Körper spüren.

   Mindestens 8 Atemzüge halten. Pausieren und eine weitere Runde üben.

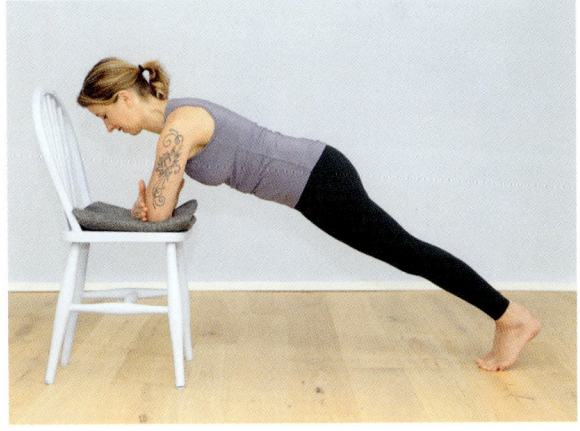

 Props: Stuhl, Decke

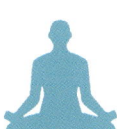 Wenn die Position zu anstrengend ist, kannst du den Winkel verändern und die Position auf einem Tisch üben sowie die Hände statt der Unterarme einsetzen.

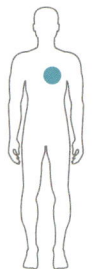

BESSERE HALTUNG

MEHRMALS AM TAG BEWUSST AUFRICHTEN UND TÄGLICH TRAINIEREN

Durch eine aufrechte Haltung kannst du dein körperliches Wohlbefinden und die Qualität deiner Atmung verbessern. Dafür ist es zunächst wichtig, die Rückenmuskulatur zu stärken, die Brustmuskulatur behutsam zu dehnen und Mobilität in den ganzen Rumpf zu bringen.

1. KOBRA MIT WEIT AUFGESTELLTEN HÄNDEN UND OBERKÖRPERROTATION

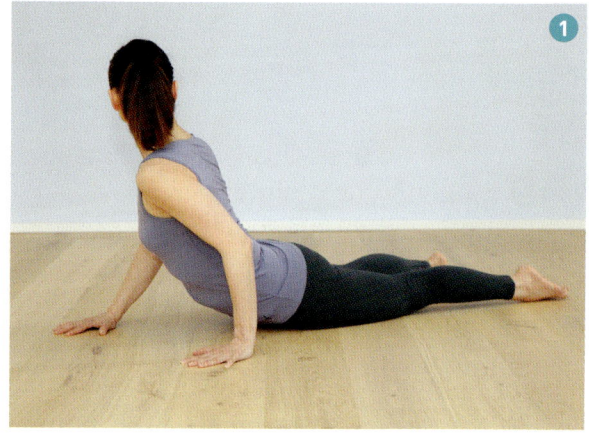

1. Lege dich auf den Bauch. Setze die Hände im breiten Abstand und mit angewinkelten Armen auf Brusthöhe neben dir auf.

   Drücke den Fußspann in den Boden und hebe die Knie etwas an, sodass die Beine aktiviert sind. Beim Einatmen hebe Oberkörper und Kopf an, beim Ausatmen aktiviere die Bauchmuskeln und schau, so weit du kannst, nach rechts in Richtung des rechten Fußes.

2. Mit der nächsten Einatmung richte den Oberkörper wieder zur Mitte auf und schau bei der nächsten Ausatmung nach links.

   Mindestens 8-mal wiederholen.

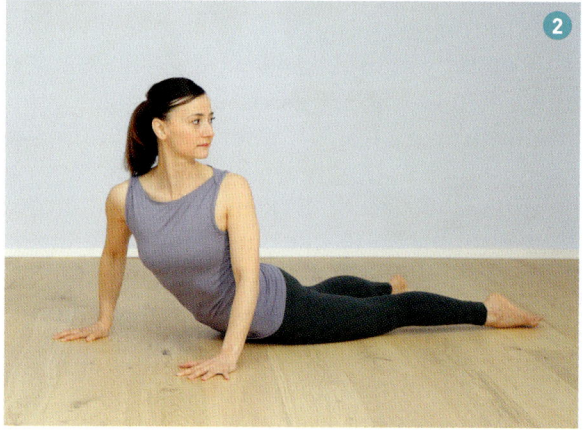

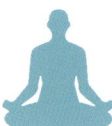
Die Arme bleiben unverändert. Gehe nur so weit nach oben, wie du die Kraft aus dem Rücken spürst.

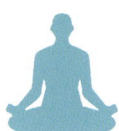
Eine weitere hilfreiche Übung findest du auf Seite 43: „Nackendehnung in alle Richtungen".

2. BOOTSPOSITION MIT AUFGESTELLTEN HÄNDEN

1. Setze dich aufrecht auf den Boden. Die Fersen sind hüftbreit vorm Becken aufgestellt. Platziere die Händen am Boden, die Finger zeigen nach außen. Richte den Rücken auf, sodass der unter Rücken eine sanfte Innenwölbung hat (leichtes Hohlkreuz).

2. Beim Einatmen zieh dich in die Länge. Beim Ausatmen hebe beide Füße ein wenig vom Boden ab. Beim Einatmen lege die Füße wieder am Boden ab.

   Mindestens 8-mal wiederholen.

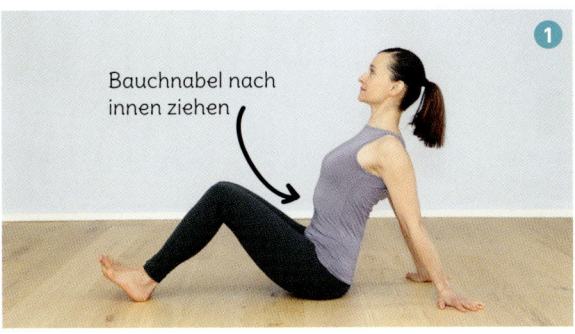

Bauchnabel nach innen ziehen

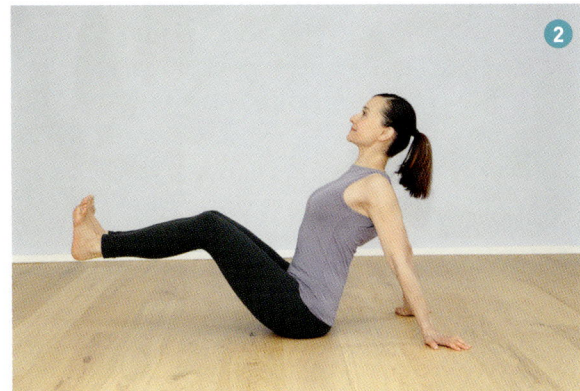

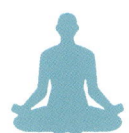

Falls die Übung zu anstrengend ist, hebe abwechselnd nur einen Fuß vom Boden ab.

3. RÜCKBEUGE MIT ELLENBOGEN AM STUHL

1. Komme in einen Vierfüßlerstand und lege die Ellenbogen vor dir auf die Sitzfläche eines Stuhls. Die Hände sind nach oben ausgerichtet.

2. Wandere mit den Knien nach hinten bis unter die Hüften und lass den Oberkörper in Richtung Boden sinken. Aktiviere die Bauchmuskulatur und schiebe das Becken nach hinten, sodass der untere Rücken lang wird. Lege dir bei Bedarf eine Decke unter die Knie.

3. Beim Einatmen verlängere die Wirbelsäule und beim Ausatmen lass den Oberkörper weiter nach unten sinken. Setze in der Brustwirbelsäule leichte Bewegungsimpulse.

   Mindestens 12 Atemzüge halten.

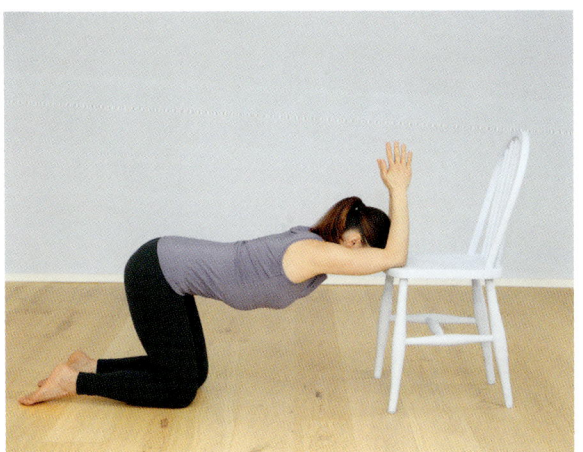

 Props: Stuhl, Decke

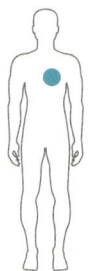

BEWEGLICHKEITSVERLUST IM BRUSTWIRBELBEREICH

DIE WIRBELSÄULE TÄGLICH IN VERSCHIEDENE RICHTUNGEN BEWEGEN

Die Brustwirbelsäule ist zum Beugen, Strecken und Drehen konzipiert. Werden diese vielfältigen Bewegungsmöglichkeiten nicht genutzt, passt sich der Körper an und die Beweglichkeit nimmt immer mehr ab. Da mit zunehmendem Alter Knochendichte und Muskelmasse abnehmen, ist die Stärkung und Dehnung der Muskeln umso wichtiger, damit die Beweglichkeit der Brustwirbelsäule erhalten bleibt.

1. UNTERARM–VIERFÜSSLERSTAND ERHÖHT MIT DREHUNG

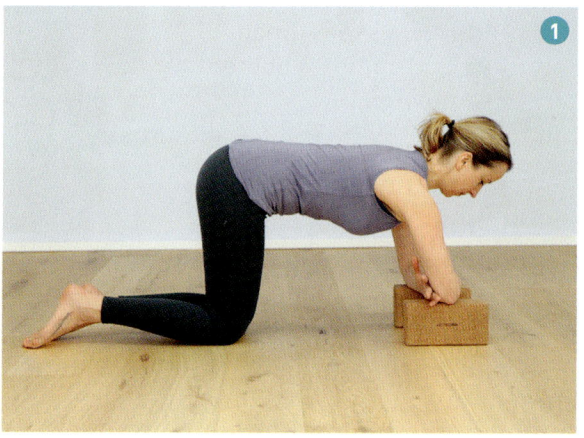

1. Komme in einen Vierfüßlerstand und lege die Unterarme erhöht und parallel zueinander auf die Blöcke. Der Kopf ist gerade, der Nacken lang. Aktiviere die Bauchmuskulatur.

   Beim Einatmen schiebe die Unterarme kraftvoll in die Blöcke, sodass du eine Aktivität in den Schultern und im oberen Rücken spürst.

2. Beim Ausatmen hebe den gebeugten rechten Arm an und drehe den Oberkörper zur rechten Seite. Beim Einatmen komme wieder in die Mitte zurück und wechsele die Seite.

   Mindestens 10-mal pro Seite wiederholen.

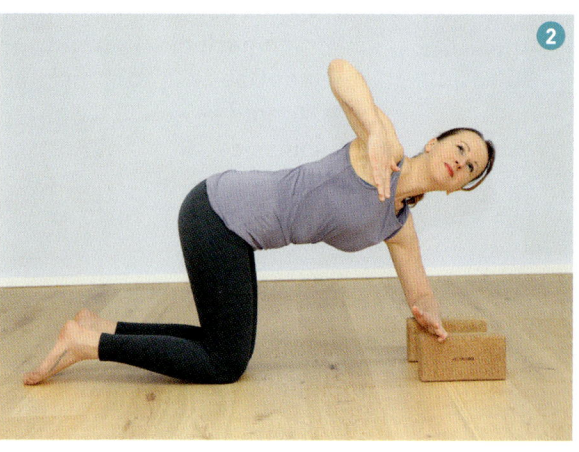

 Achtung: Die Drehung entsteht aus der Brustwirbelsäule.

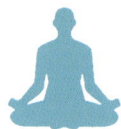 Eine weitere hilfreiche Übung findest du auf Seite 42: „Seitbeuge mit verschränkten Händen".

2. OBERKÖRPERKRÄFTIGUNG MIT GURT IM STEHEN

1. Komme in einen aufrechten Stand und greife einen Gurt, einen Gürtel oder ein Handtuch. Die Hände sind dabei breiter als die Schultern positioniert. Strecke die Arme nach oben aus.

2. Beim Einatmen verlängere die Wirbelsäule und hebe das Brustbein, beim Ausatmen beuge die Ellenbogen und zieh den Gurt kraftvoll hinter den Nacken. Beim Einatmen streckst du den Gurt dann wieder nach oben aus. Du solltest eine angenehme Spannung im oberen Rücken spüren.

Mindestens 12-mal wiederholen.

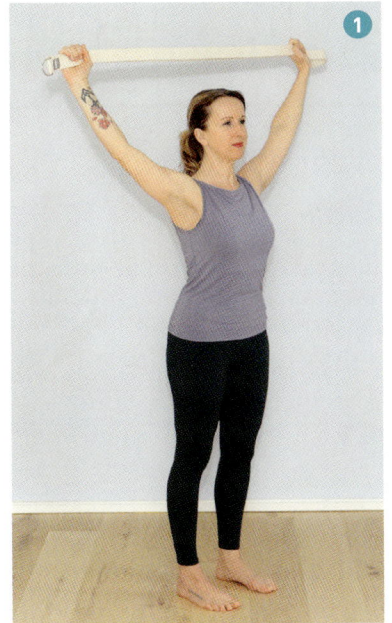 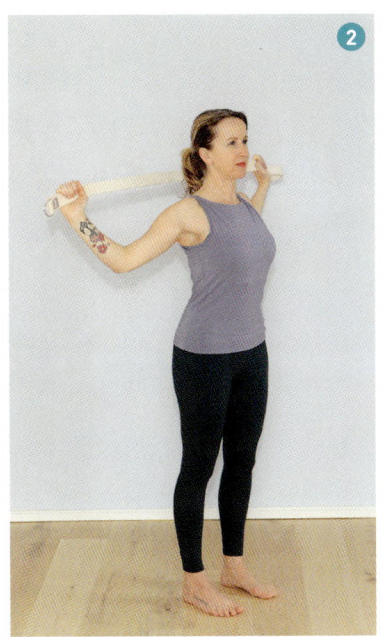

 Achte darauf, dass Oberkörper, Nacken und Kopf gerade bleiben und der Gurt während der ganzen Übung gespannt ist.

3. RÜCKBEUGE MIT ELLENBOGEN AM STUHL

1. Komme in einen Vierfüßlerstand und lege die Ellenbogen vor dir auf die Sitzfläche des Stuhls. Die Hände sind nach oben ausgerichtet.

2. Wandere mit den Knien nach hinten bis unter die Hüften, sodass der Oberkörper in Richtung Boden sinken kann. Aktiviere die Bauchmuskulatur und schiebe das Becken nach hinten, sodass der untere Rücken lang wird. Lege dir bei Bedarf eine Decke unter die Knie.

3. Beim Einatmen verlängere die Wirbelsäule und beim Ausatmen lass den Oberkörper weiter nach unten sinken. Setze in der Brustwirbelsäule leichte Bewegungsimpulse.

Mindestens 12 Atemzüge halten.

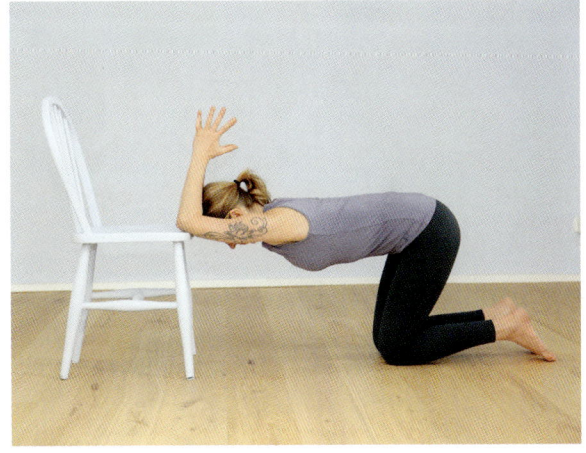

 Props: Stuhl, Decke und Gurt

FEHLENDE KONDITION

LANGSAM BEWEGEN UND DEN ATEM VERLÄNGERN

Fehlende Kondition – soweit keine Herzkrankheit diagnostiziert wurde – ist ein Symptom unserer industrialisierten Gesellschaft. Wir bewegen uns immer weniger, sodass unser Körper reagiert und die Kondition abnimmt. Das macht uns nicht nur träge, wir können obendrein auch noch krank werden. Die Übungen helfen dir, deine Kondition langsam zu steigern, ohne dass du aus der Puste kommst. Langfristig hilft dir eine gleichmäßige und ruhige Atmung.

1. SONNENGRUSS

Stelle dich aufrecht hin. Die Füße sind hüftbreit aufgestellt. Atme gleichmäßig durch die Nase ein und aus. Du startest mit dem rechten Fuß und wechselst danach zum linken. Das ist eine Runde.

1. **Einatmen:** Strecke die Arme nach oben.
2. **Ausatmen:** Komme mit gebeugten Knien nach unten.

3. **Einatmen:** Strecke das rechte Bein nach hinten aus und setze die Zehen auf.

   Ausatmen: Setze das rechte Knie auf den Boden.
4. **Einatmen:** Stelle den linken Fuß neben den rechten und komme in das Brett.
5. **Ausatmen:** Beuge die Ellenbogen nah am Körper und lege dich kontrolliert auf dem Boden ab.

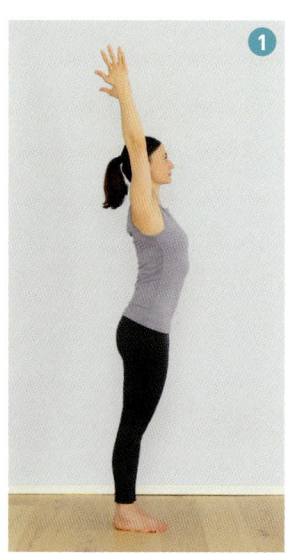

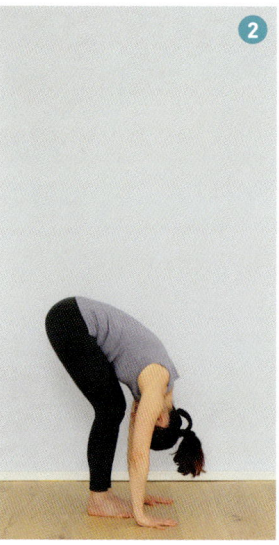

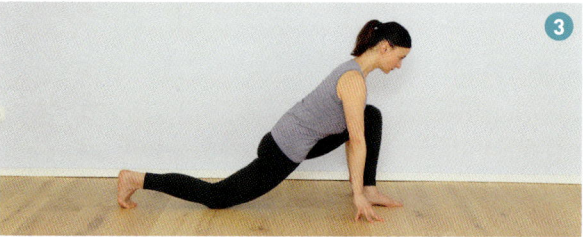

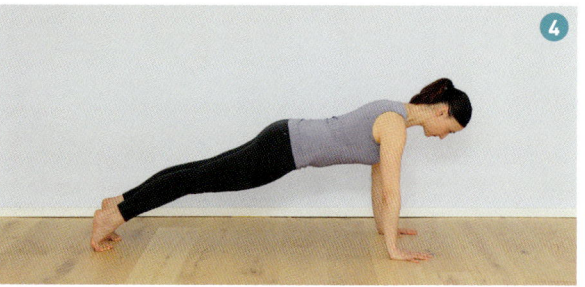

ATEMÜBUNG

Komme in einen aufrechten Sitz. Atme ruhig und gleichmäßig durch die Nase ein und aus. Verbinde Körper und Geist mit der Atmung. Finde einen Atemrhythmus, der dir ein Gefühl von Leichtigkeit schenkt.

Nach und nach verlängere sanft die Atmung. Wenn du bereit bist, atme ein und halte die Luft am Ende der Einatmung an, dann atme langsam aus. Probiere zunächst die Atempause für 3 Sekunden zu halten. Wenn sich

die Pause für dich angenehm anfühlt, kannst du diese schrittweise verlängern.

Mindestens 10 Mal wiederholen. Dann kehre zu einer natürlichen Atmung zurück. Das Ziel ist, die Atempause allmählich zu verlängern, und zwar ohne hektisch zu werden.

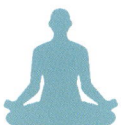 Eine weitere hilfreiche Übung findest du auf Seite 122: „Atemübung mit Atempause".

6. **Einatmen:** Hebe den Oberköper in die Kobra (Kopf in Verlängerung der Wirbelsäule).

7. **Ausatmen:** Komme in den herabschauenden Hund (Knie gern gebeugt).

8. **Einatmen:** Strecke das rechte Bein nach oben aus.

9. **Ausatmen:** Setze den rechten Fuß nach vorn.
   Einatmen: Strecke den Rücken.

Ausatmen: Setze den linken Fuß nach vorn neben den rechten und beuge beide Knie.

10. **Einatmen:** Richte dich mit den Armen über die Seite und langem Rücken auf.
    Ausatmen: Lass die Arme sinken.
    Nun alles mit links durchführen.
    Übe 4 Runden.

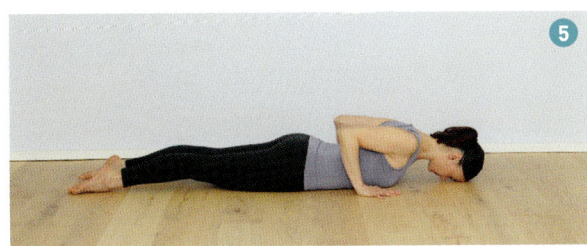

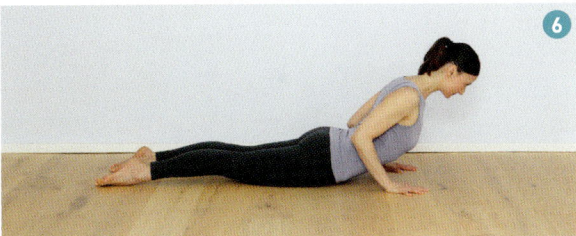

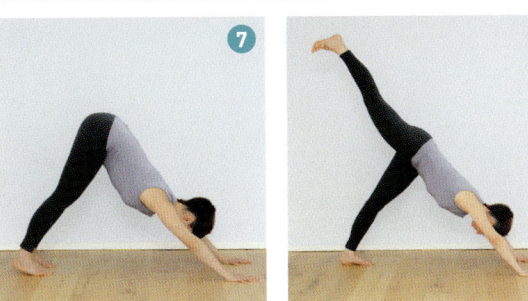

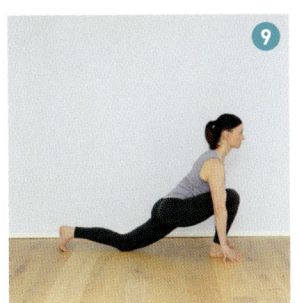

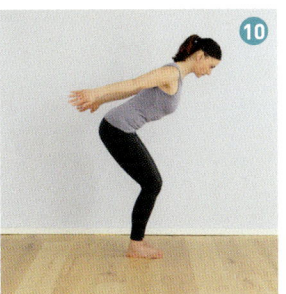

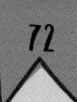

BAUCH– UND LENDENWIRBEL– BEREICH

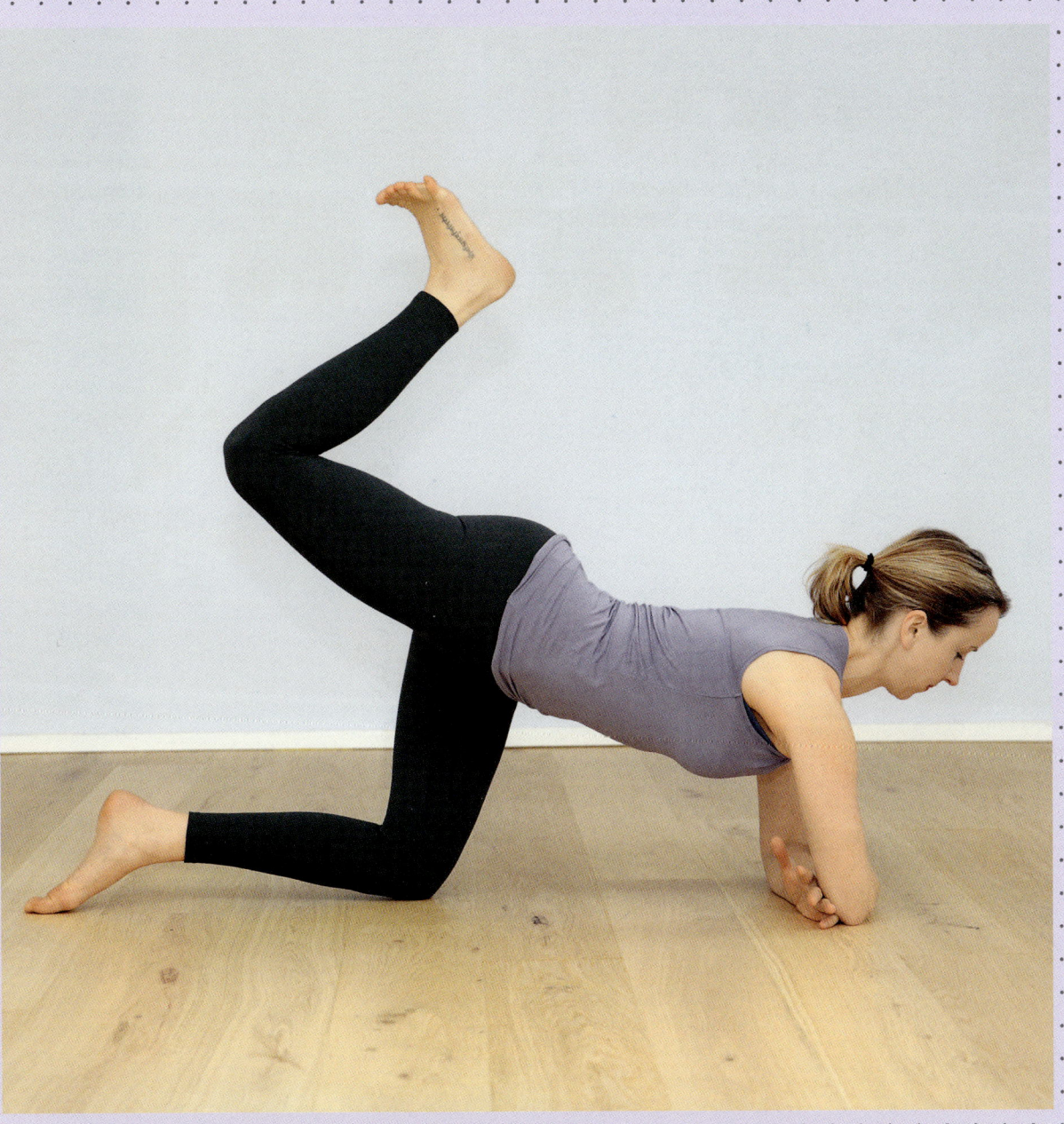

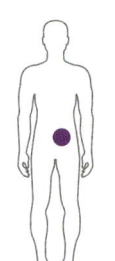

WECHSELJAHRE

⟷

MIT MUT IN DIE NEUE LEBENSPHASE GEHEN

Die Wechseljahre sind eine Phase des Umbruchs und können eine große Herausforderung, aber auch neue Chancen bedeuten. Die vielfältigen Veränderungen erfordern Mut, Akzeptanz und vor allem Gelassenheit. Grundsätzlich ist jede Art von Bewegung und gedanklicher Inspiration wichtig, um Körper und Geist zu stärken, aber auch eine Besinnung nach innen. Die Yin-Yoga-Praxis und die Atemübungen schulen die Aufmerksamkeit und haben sowohl eine kühlende als auch entspannende Wirkung.

1. ROTATION MIT ANGEWINKELTEM BEIN IM LIEGEN

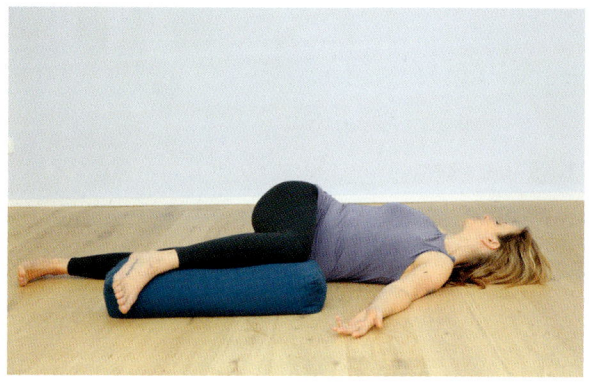

1. Lege dich auf den Rücken und zieh das rechte Knie zu dir heran, das linke Bein liegt ausgestreckt am Boden. Beide Arme liegen zur Seite ausgestreckt am Boden.

2. Bringe das rechte Bein langsam zur linken Seite, bis du eine angenehme Dehnung in der rechten Bauchseite spürst.

   Mindestens 2 Minuten verweilen, dann die Seite wechseln.

 Prop: Kissen

2. BEINE AN DER WAND

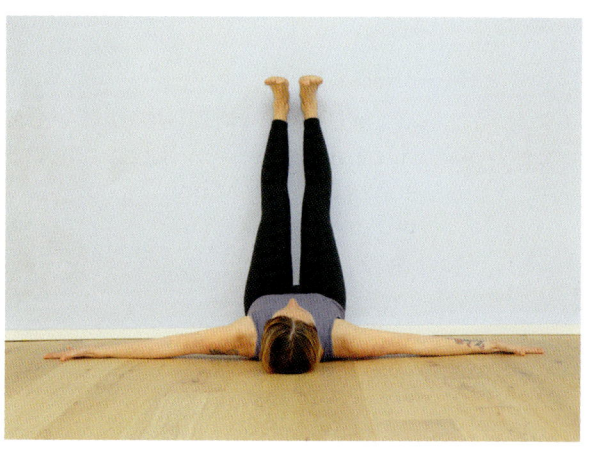

1. Komme in die Rückenlage und bringe das Becken so nah wie möglich an die Wand.

2. Strecke die Beine nach oben. Lege bei Bedarf ein Kissen unter den Kopf. Die Augen schließen.

   Mindestens 2 Minuten verweilen.

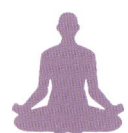 Wenn dir dies zu anstrengend ist, beuge die Knie und stelle die Fußsohlen an die Wand.

3. ADDUKTORENDEHNUNG IM LIEGEN

1. Lege dich auf den Rücken und setze die Beine in einem für dich angenehmen Abstand vor dem Becken auf den Boden. Lege die Fußsohlen aneinander und lass die Knie locker nach außen sinken. Du solltest eine angenehme Dehnung in den Hüften und den Innenseiten der Beine spüren.

2. Du kannst die Hände auf den Bauch legen, dabei tief ein- und ausatmen, sodass du die Bewegung des Atems im Bauch spürst. Konzentriere dich vor allem auf eine lange Ausatmung.

Mindestens 2 Minuten verweilen.

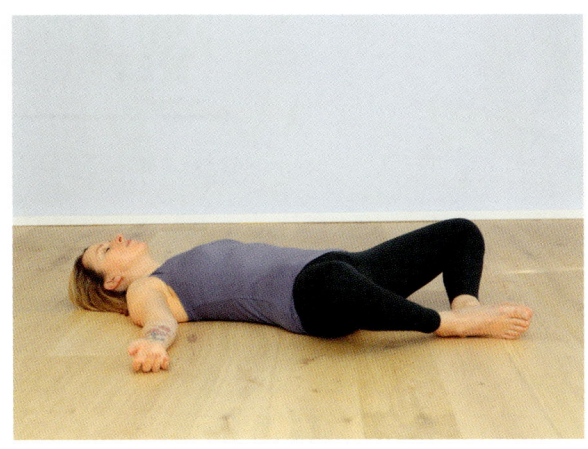

4. SCHULTERBRÜCKE MIT UNTERSTÜTZUNG

1. Lege dich auf den Rücken und stelle die Füße hüftbreit vor dem Gesäß auf. Die Arme liegen seitlich neben dem Oberkörper am Boden. Der Kopf ist gerade.

2. Drücke die Füße fest in den Boden, um das Becken anzuheben. Lege dir ein Kissen oder einen Block unter das Becken und lass es wieder sinken. Wenn es für dich angenehm ist, kannst du die Beine auch am Boden ausstrecken.

Mindestens 2 Minuten verweilen.

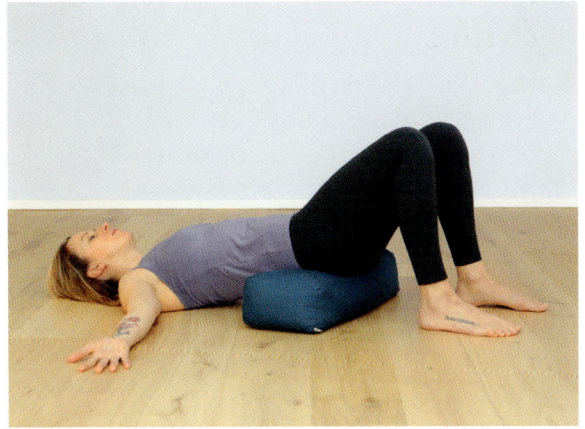

 Props: Block oder Kissen

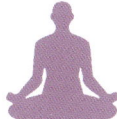

5. KÜHLENDE ATMUNG

Diese Übung findest du auf Seite 123. Sie ist bei Hitzewallungen unverzichtbar, weil sie einen kühlenden Effekt hat. Sie kann jederzeit geübt werden.

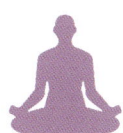

Atme bewusst ein und aus und konzentriere dich auf eine lange Ausatmung.

FETTPÖLSTERCHEN

STABILISIEREN DER FLANKEN

Die Fettanlagerung ist bei jedem Menschen unterschiedlich. Um die betroffene Körperpartie gezielt zu trainieren, haben wir eine Mischung aus kräftigenden und mobilisierenden Übungen zusammengestellt, die jeder durchführen kann. Um den Fettabbau in dieser Partie effektiver voranzutreiben, ist eine ausgewogene Ernährung ratsam. Dazu ist es wichtig, mindestens 30 Minuten pro Tag zügig zu gehen, um den Herzkreislauf und den damit verbundenen Stoffwechsel anzuregen.

1. BAUMPOSITION IN SEITLAGE

1. Lege dich auf die rechte Seite, sodass der Körper eine gerade Linie bildet. Die Beine sind gestreckt. Der linke Arm ist gebeugt und die Hand liegt zum Stabilisieren vor dem Oberkörper. Der Kopf liegt gerade und entspannt auf dem Oberarm.

2. Zieh den Rücken in die Länge, winkle das linke Bein an und setze den linken Fuß auf das ausgestreckte rechte Bein.

3. Beim Einatmen hebe die Beine, beim Ausatmen lege sie wieder am Boden ab.

   Mindestens 16-mal wiederholen, dann die Seite wechseln.

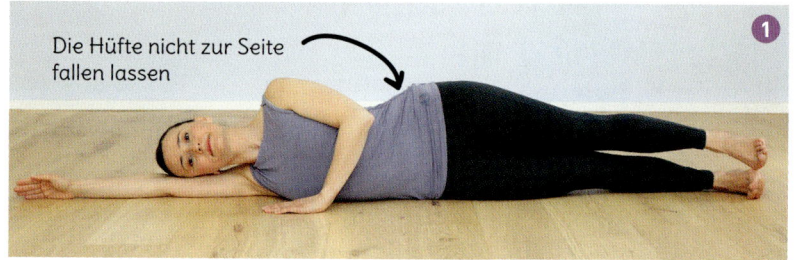

Die Hüfte nicht zur Seite fallen lassen

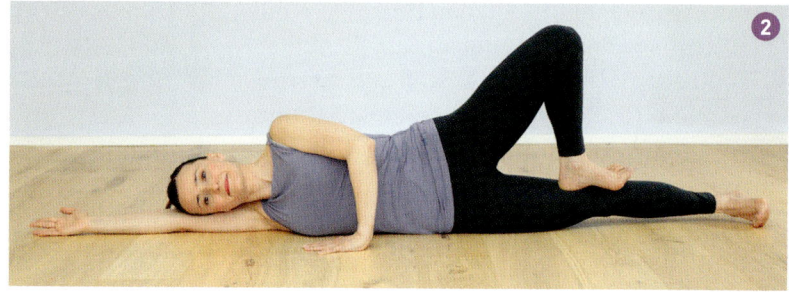

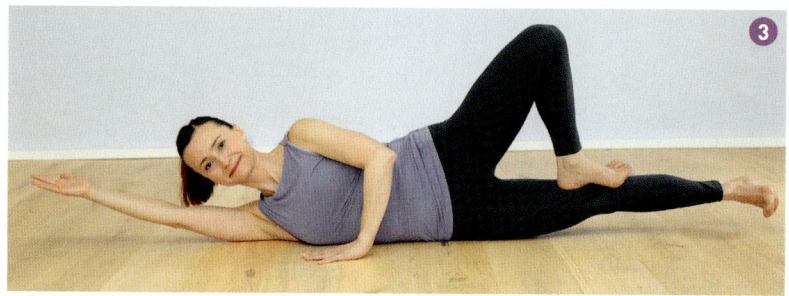

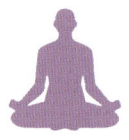 Wenn du etwas intensiver üben möchtest, hebe auch deinen Oberkörper vom Boden ab.

2. BEIN ANHEBEN IN SEITLAGE

1. Lege dich auf die rechte Seite, sodass der Körper eine gerade Linie bildet. Die Beine sind gestreckt. Der linke Arm ist gebeugt und die Hand liegt zum Stabilisieren vor dem Oberkörper. Der Kopf liegt gerade und entspannt auf dem Oberarm.

2. Beim Einatmen zieh den Rücken in die Länge, beim Ausatmen hebe das linke Bein. Mindestens 8 Atemzüge verweilen, dann die Seite wechseln.

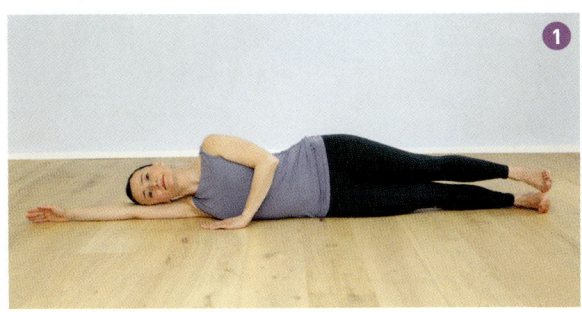

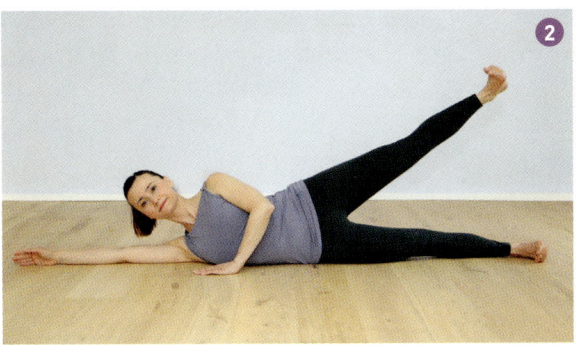

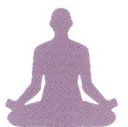 Wenn du etwas intensiver üben möchtest, hebe auch den linken Arm und den Oberkörper vom Boden ab.

3. BOOTSPOSITION ROTATION MIT GEGENSTAND IM SITZEN

1. Setze dich aufrecht auf den Boden. Die Füße sind breiter als die Hüften aufgestellt. Aktiviere sanft die Bauchmuskeln und behalte im unteren Rücken eine leichte Innenwölbung (sanftes Hohlkreuz), sodass die Wirbelsäule in einer neutralen Position ist.

2. Nimm einen Block zwischen die Hände und strecke die Arme nach vorn aus. Beim Ausatmen drehe Oberkörper und Arme langsam nach links. Beim Einatmen komme in die Mitte zurück. Beim nächsten Ausatmen drehe Oberkörper und Arme nach rechts.

   Mindestens 8-mal pro Seite wiederholen.

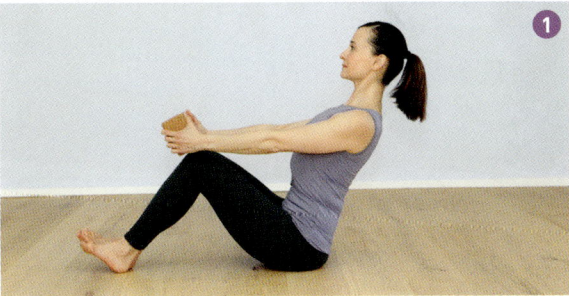

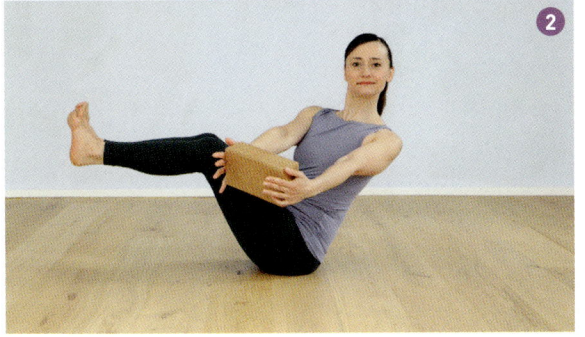

 Props: Block oder anderer fester Gegenstand

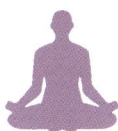 Eine weitere hilfreiche Übung findest du auf Seite 21: „Seitstütz auf dem Knie mit angehobenem Bein".

DARM UND VERDAUUNG

BAUCH BEWEGEN, MASSIEREN UND BEWUSST ATMEN

Mit dem Alter verändern sich auch der Darm und die Verdauungsorgane. Eine angepasste und gesunde Ernährung sowie gezielte Bewegungen tragen dazu bei, die Gesundheit des Darms zu erhalten. Gönne dir zudem kleine Ruhephasen, in denen du dich nur auf die Atmung konzentrierst. Die Bauchatmung massiert deine inneren Organe und hilft, Verspannungen zu lösen.

1. BAUCHMASSAGE IM LIEGEN

Lege dich auf den Rücken und platziere beide Hände übereinander auf dem Bauch. Du kannst die Beine ausstrecken oder anwinkeln und dir bei Bedarf ein Kissen unter den Kopf legen. Beginne im Uhrzeigersinn sanft und sehr langsam den Bauch zu massieren. Nimm dir Zeit, zwischendurch innezuhalten und in den Bauch zu atmen.

Mindestens 12 Runden massieren.

 Prop: Kissen

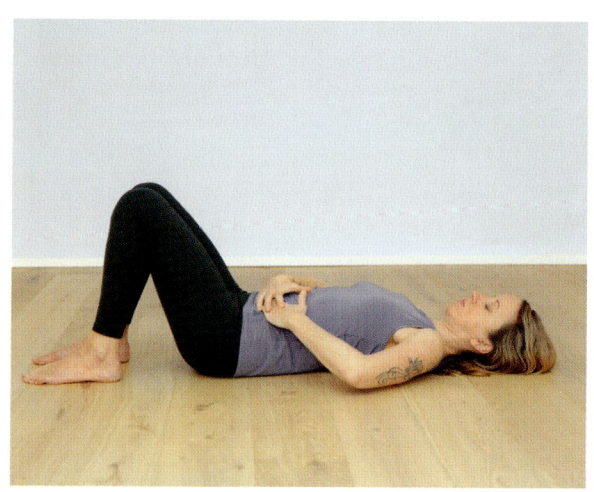

2. BAUCHLAGE AUF KISSEN

Lege ein Kissen längs vor dir auf den Boden und lege den Bauch darauf ab. Lege die Unterarme und den Kopf am Boden ab. Der Kopf ist gerade, der Nacken lang. Lass den Bauch in das Kissen sinken und konzentriere dich auf eine lange Ausatmung.

Mindestens 10 Atemzüge halten.

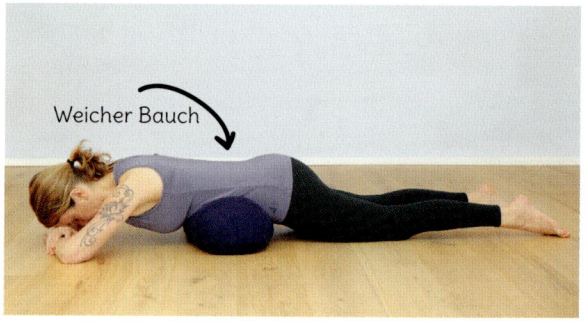

Weicher Bauch

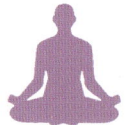 Durch den leichten Druck des Kissens massierst du die Verdauungsorgane.

3. ZWERCHFELLATMUNG MIT GEWICHT AUF DEM BAUCH

Lege dich auf den Rücken. Du kannst die Beine ausstrecken oder anwinkeln und dir bei Bedarf eine Decke unter den Kopf legen. Platziere ein Kissen auf dem Bauch. Richte die Aufmerksamkeit auf die Atmung und lass den Bauch ganz weich werden. Lass den Atem zunächst ganz natürlich fließen und beobachte das Heben und Senken der Bauchdecke. Nach einer Weile vertiefe die Atmung. Atme tief in den Bauch ein, sodass du spürst, wie sich deine Bauchdecke gegen das Kissen wölbt. Beim Ausatmen lass die Spannung ganz allmählich los und entspanne den Bauch nach innen. Nimm auch die Atempausen wahr und verlängere sie schrittweise.

Mindestens 3 Minuten vertieft atmen, dann nachspüren und allmählich den natürlichen Atem wieder fließen lassen.

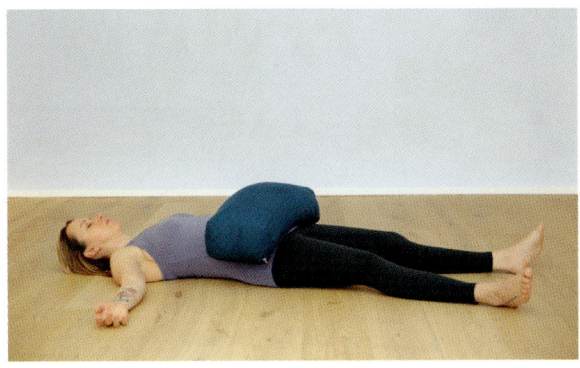

Props: Kissen mit Gewicht, z. B. kleiner Sandsack

4. KNIE ZUR BRUST IM LIEGEN

1. Komme in die Rückenlage und beuge die Beine. Lege beide Hände auf die Knie. Beim Einatmen schiebe die Knie so weit nach vorn, bis die Arme gestreckt sind.

2. Beim Ausatmen bringe die Knie so nah wie möglich an die Brust und schiebe sie gegen den Bauch, um das Ausströmen der Atemluft zu unterstützen. Vollständig ausatmen, dann wieder einatmen.

Mindestens 10-mal wiederholen. Bei jedem Atemzyklus die Ausatmung verlängern und entspannt einatmen.

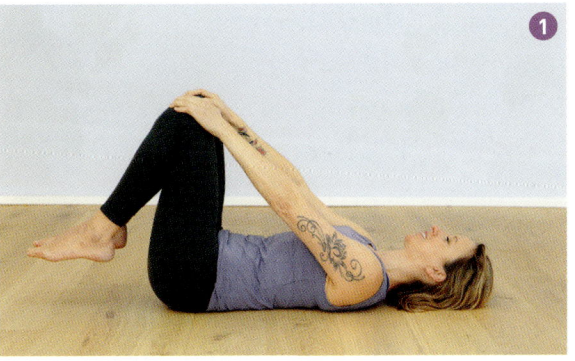

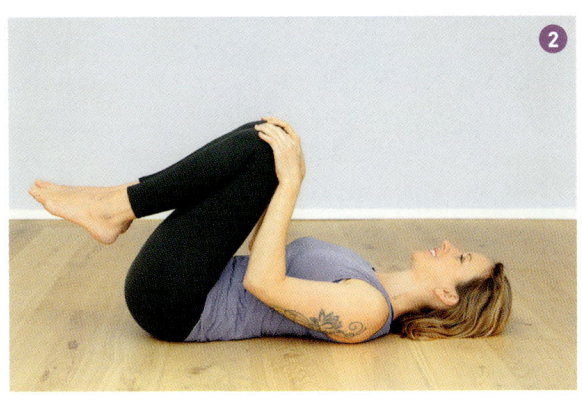

Bewege dich sehr langsam und kontrolliert.

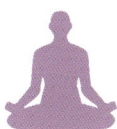

Nimm auch die Atempausen wahr und verlängere sie schrittweise.

GROSSER BAUCHUMFANG

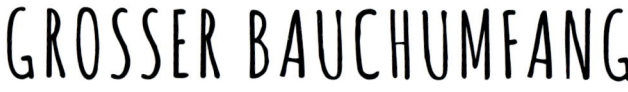

VIEL BEWEGEN UND DIE BAUCHMUSKELN TRAINIEREN

Ein großer Bauchumfang hat sich über einen längeren Zeitraum gebildet und braucht auch Zeit, um wieder zu verschwinden. Neben einer ausgewogenen Ernährung und Cardio-Training, sind kräftigende und stabilisierende Übungen für die Bauchmuskulatur nötig, um die Fettverbrennung anzuregen.

1. BEIN HEBEN UND SENKEN IM LIEGEN

1. Lege dich auf den Rücken und strecke das rechte Bein nach oben. Richte das ausgestreckte Bein möglichst in Höhe des Beckens aus, gegebenenfalls beuge das Knie ein wenig.

2. Beim Einatmen strecke das Bein etwas mehr, beim Ausatmen lass es langsam zum Boden sinken und aktiviere dabei die Bauchmuskeln.

   Mindestens 16-mal wiederholen, dann die Seite wechseln.

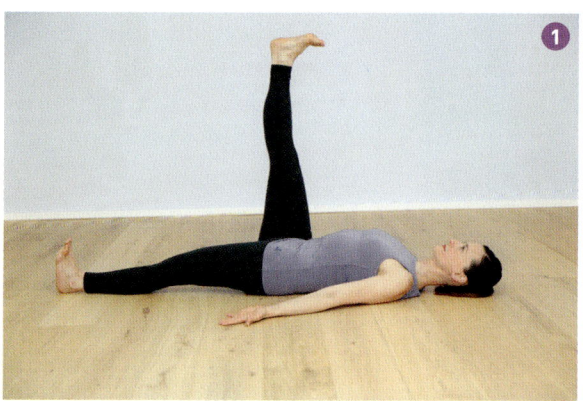

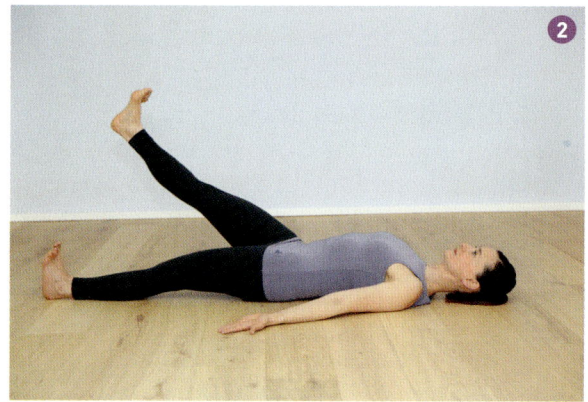

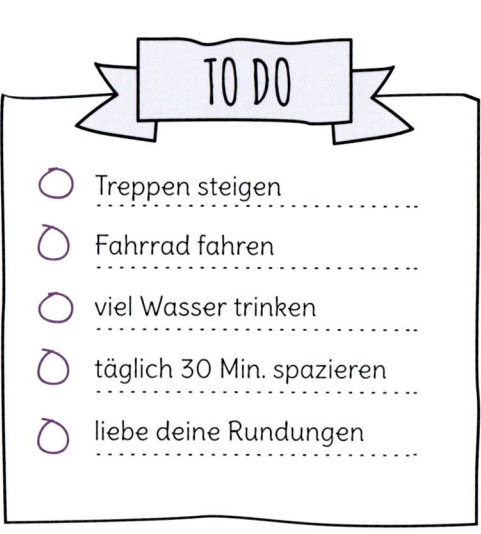

TO DO

- ⭕ Treppen steigen
- ⭕ Fahrrad fahren
- ⭕ viel Wasser trinken
- ⭕ täglich 30 Min. spazieren
- ⭕ liebe deine Rundungen

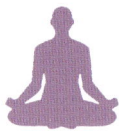

Eine weitere hilfreiche Übung findest du auf Seite 43: „Sphinx dynamisch".

2. SEITBEUGE MIT BAUCHKRAFT IM LIEGEN

1. Lege dich auf den Rücken und stelle die Füße hüftbreit vor dem Becken auf. Verschränke die Hände hinter dem Kopf.

2. Beim Ausatmen spanne die Bauchmuskeln an und hebe den Kopf. Bleibe hier beim Einatmen. Mit der nächsten Ausatmung führe den rechten Ellenbogen in Richtung rechtes Knie. Beim Einatmen komme in die Mitte zurück.

3. Beim nächsten Ausatmen führe den linken Ellenbogen in Richtung linkes Knie.

   Mindestens 12-mal pro Seite üben.

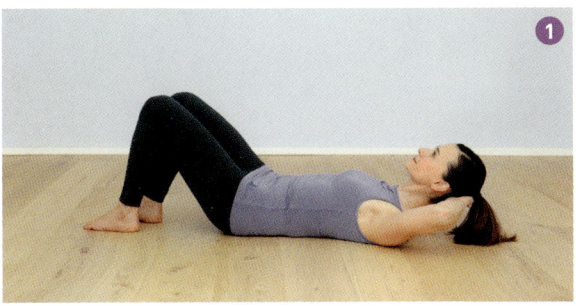

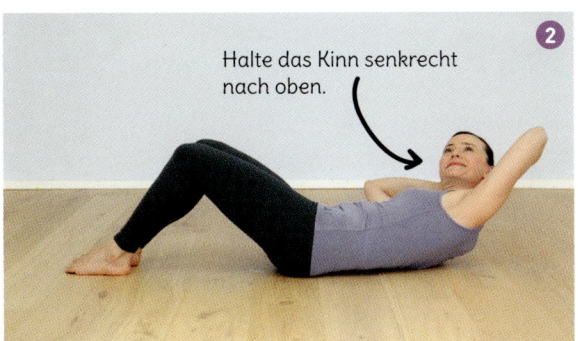

Halte das Kinn senkrecht nach oben.

3. VIERFÜSSLERSTAND KNIE ZUM ELLENBOGEN

1. Komme in den Vierfüßlerstand. Aktiviere sanft die Bauchmuskeln und behalte im unteren Rücken eine leichte Innenwölbung (sanftes Hohlkreuz), sodass die Wirbelsäule in einer neutralen Position ist.

2. Beim Einatmen strecke das rechte Bein nach hinten und oben aus, der Rücken bleibt lang. Beim Ausatmen zieh das rechte Knie in Richtung des linken Ellenbogens und aktiviere die Bauchmuskulatur.

   Mindestens 12-mal üben, dann die Seite wechseln.

Halte während der Übung den Nacken in der Verlängerung der Wirbelsäule und atme lang aus.

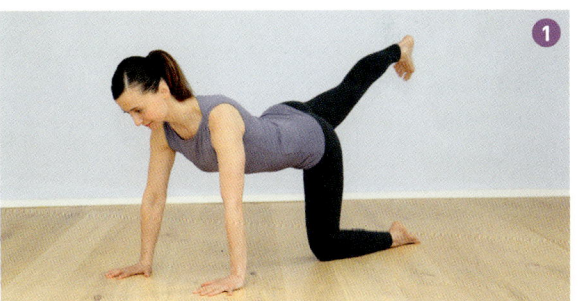

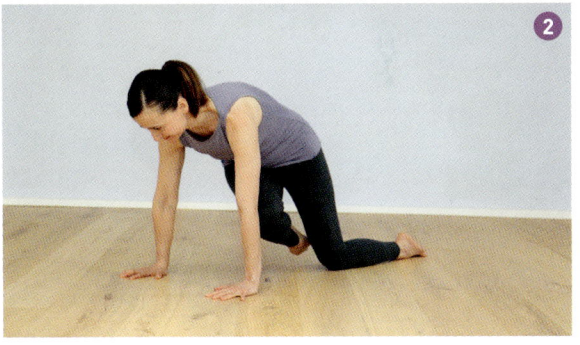

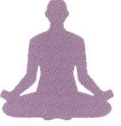

Durch die lange Ausatmung aktivierst du die tiefen Bauchmuskeln.

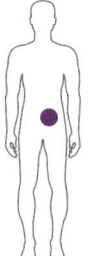

MUSKELSCHWÄCHE IN DER LENDENWIRBELSÄULE

← →

REGELMÄSSIG DIE WIRBELSÄULE AUFRICHTEN UND DIE MUSKELN IM UNTEREN RÜCKEN STÄRKEN

Unsere Lendenwirbelsäule sorgt für die Aufrichtung des Rumpfes und ist für verschiedene Bewegungsabläufe zuständig. Gerade im Alter ist es wichtig, die Muskeln im Lendenwirbelbereich durch Bewegung zu stärken, um die Wirbelsäule zu stabilisieren und zu schützen.

1. KRIEGER I MIT SEITLICH AUSGESTRECKTEN ARMEN

1. Komme in einen aufrechten Stand und stelle die Füße hüftbreit nebeneinander. Verlagere das Gewicht auf den rechten Fuß und setze den linken Fuß einen großen Schritt zurück. Beuge das rechte Knie, sodass es in einer Linie über der rechten Ferse ist. Beide Fußspitzen zeigen nach vorn. Der Oberkörper ist gerade aufgerichtet.

2. Neige den Oberkörper nach vorn, dabei bleibt der Rücken gerade, sodass im unteren Rücken die Innenwölbung erhalten bleibt (leichtes Hohlkreuz). Spanne zusätzlich die Bauchmuskeln an. Strecke beim Einatmen beide Arme seitlich vom Körper weg, sodass sie in einer Linie mit der Schulter ausgerichtet sind. Beim Ausatmen zieh den Bauchnabel aktiv nach innen.

   Mindestens 8 Atemzüge halten, dann die Beine wechseln.

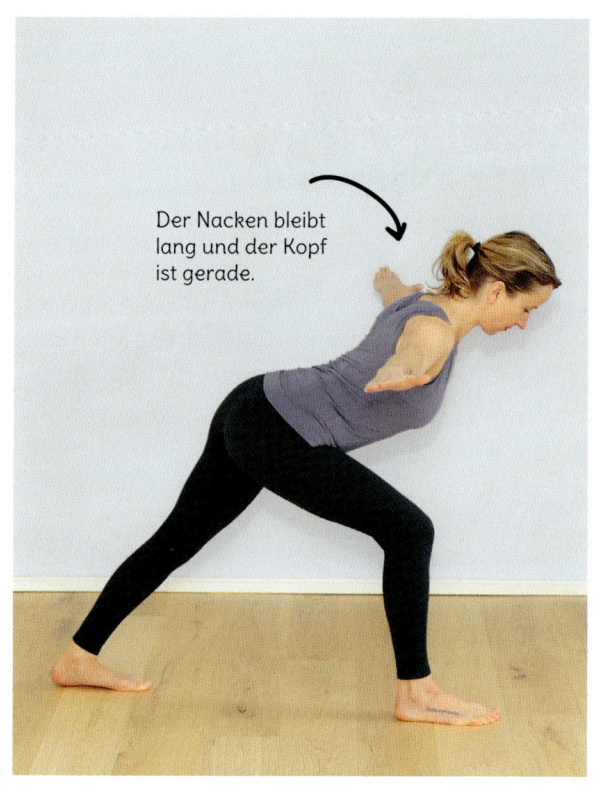

Der Nacken bleibt lang und der Kopf ist gerade.

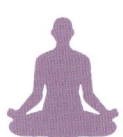

Eine weitere hilfreiche Übung findest du auf Seite 95: „Unterarm-Vierfüßlerstand mit angehobenem Bein".

2. KOBRA MIT GEGRÄTSCHTEN BEINEN

1. Lege dich auf den Bauch. Platziere die Hände neben dem Oberkörper und zieh die Ellenbogen nah an den Brustkorb.

2. Beim Einatmen hebe Oberkörper, Kopf und Beine und grätsche dabei die Beine. Beim Ausatmen bringe die Beine wieder zueinander und lege alle Körperteile am Boden ab.

   Mindestens 8-mal wiederholen, dann pausieren und eine weitere Runde üben.

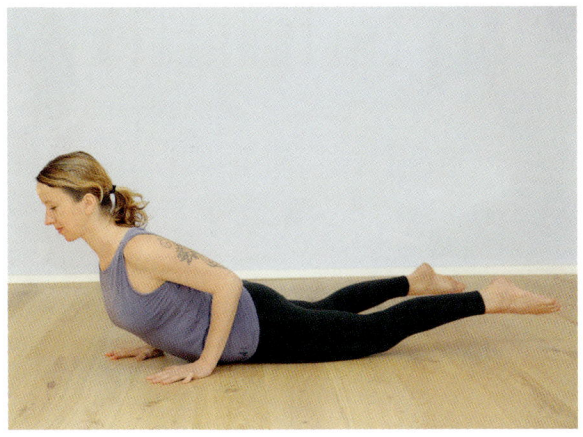

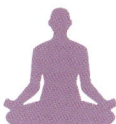 Gehe so nur weit nach oben, wie du die Kraft aus dem Rücken und aus den Beinen spürst.

3. SCHULTERBRÜCKE MIT BLOCK UND ANGEHOBENEM BEIN

1. Lege dich auf den Rücken. Stelle die Füße hüftbreit nebeneinander vor dem Becken auf. Fersen und Knie sind in einer Linie. Der Kopf ist gerade. Platziere einen Gegenstand wie etwa einen Block oder einen Ball zwischen den Oberschenkeln. Die Arme liegen seitlich neben dem Oberkörper am Boden.

2. Schiebe Füße und Arme fest in den Boden und aktiviere die Oberschenkel, indem du sie gegen den Gegenstand drückst.

3. Beim Einatmen hebe das Becken und das rechte Bein. Beim Ausatmen lege alles wieder in die Ausgangsposition am Boden ab. Dann wechsele die Beine. Der Rücken sollte möglichst gerade bleiben.

   Jede Seite mindestens 5-mal wiederholen.

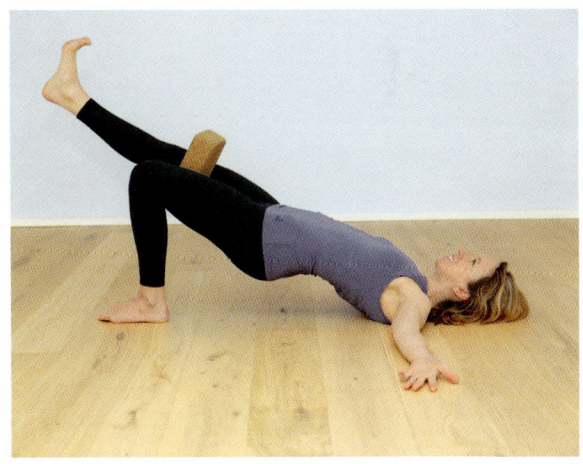

 Props: Block oder Ball

BEWEGLICHKEIT IM LENDENWIRBELBEREICH

MOBILITÄT UND STABILITÄT IM UNTEREN RÜCKEN TRAINIEREN

Monotone und einseitige Bewegungen belasten unseren Rücken. Gerade wenn wir viel sitzen, krümmt sich die Wirbelsäule, der Lendenwirbelbereich verliert seine natürliche Innenwölbung und wird steif. Das kann auch zu schnellem Altern führen. Doch mit etwas Bewegung und Disziplin kannst du viel dagegen tun!

1. VORBEUGE AUF DEM STUHL

1. Setze dich auf einen Stuhl und strecke beim Einatmen die Arme nach oben.

2. Beim Ausatmen beuge den Oberkörper nach vorn und nimm die Arme mit. Stelle dir vor, dass du mit der Ausatmung schwere Gedanken loslässt.

Mindestens 8-mal wiederholen.

 Prop: Stuhl

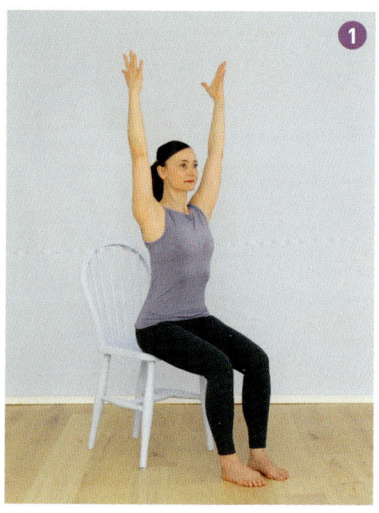

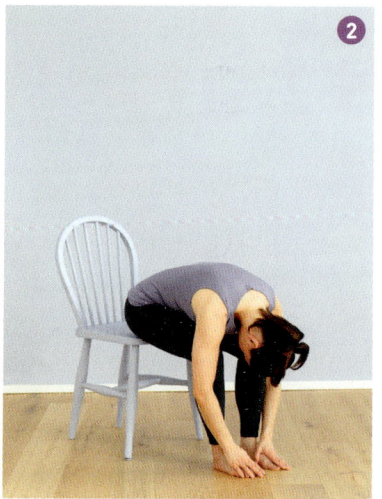

2. SEITBEUGE MIT ANGEHOBENEM ARM IM STEHEN

1. Stelle dich aufrecht hin, die Füße stehen zusammen. Beim Einatmen strecke den rechten Arm nach oben.

2. Beim Ausatmen spanne die Bauchmuskeln an und neige den Oberkörper nach links. Verweile hier und versuche, mit der Ausatmung etwas tiefer in die Seitbeuge zu gehen.

Mindestens 8 Atemzüge halten, dann die Seite wechseln.

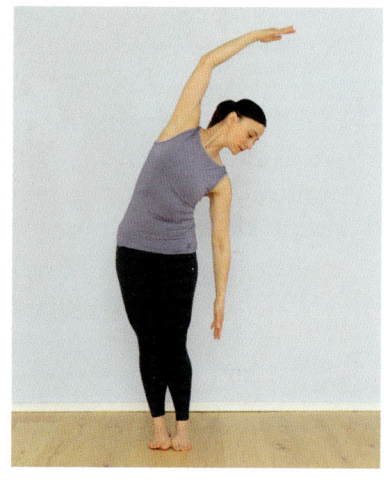

3. HEUSCHRECKE AUF KISSEN, ARME IM 90-GRAD-WINKEL

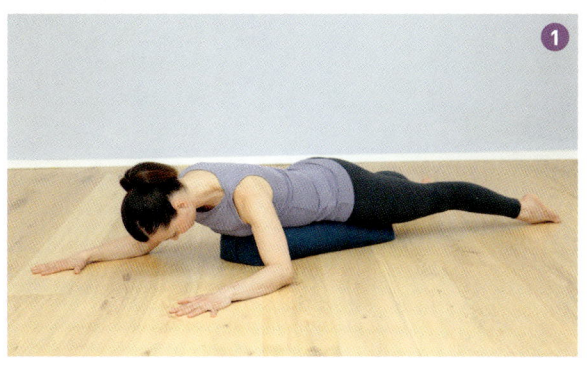

1. Lege ein langes Kissen oder ein gerolltes Handtuch längs vor dir auf den Boden und lege Bauch und Becken darauf ab. Lege die mit 90 Grad angewinkelten Arme seitlich von dir ab, wobei Schultern und Ellenbogen eine Linie bilden. Die Handflächen zeigen zum Boden.

2. Drücke nun die Zehen in den Boden und hebe die Knie leicht an, sodass die Beine aktiviert sind. Beim Einatmen hebe Oberkörper, Kopf und gebeugte Arme an, beim Ausatmen lege alle Körperteile wieder am Boden ab. Die Arme bleiben unverändert. Gehe so weit nach oben, dass du die Kraft aus dem Rücken spürst.

   Mindestens 8-mal wiederholen.

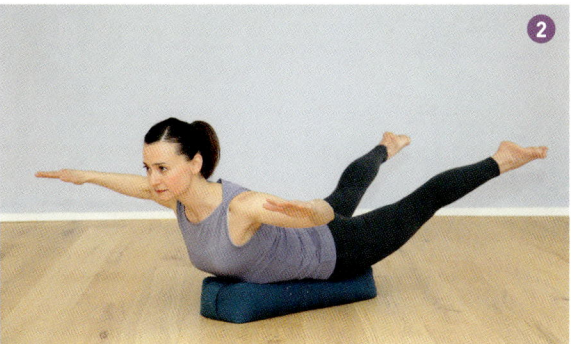

 Props: Kissen oder Handtuch

4. ROTATION MIT ANGEWINKELTEN BEINEN IM SITZEN

1. Setze dich mit aufgestellten Füßen aufrecht auf den Boden. Lass die Oberschenkel nach rechts fallen, sodass die Beinen einen 90-Grad-Winkel bilden. Strecke den Rücken so, dass der untere Rücken eine sanfte Innenwölbung hat (leichtes Hohlkreuz).

2. Beginne nun, den Oberkörper langsam nach rechts zu drehen. Führe beide Hände nach rechts und setze sie am Boden neben dem rechten Oberschenkel ab. Bleibe in der Drehung und strecke mit jeder Einatmung den Rücken. Beim Ausatmen versuche, die Drehung zu vertiefen.

   Mindestens 8 Atemzüge halten, dann die Seiten wechseln.

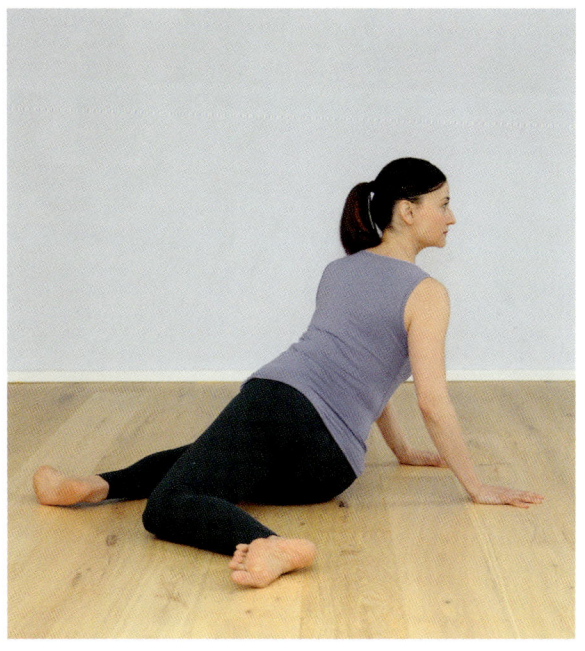

HÜFTE UND OBERSCHENKEL

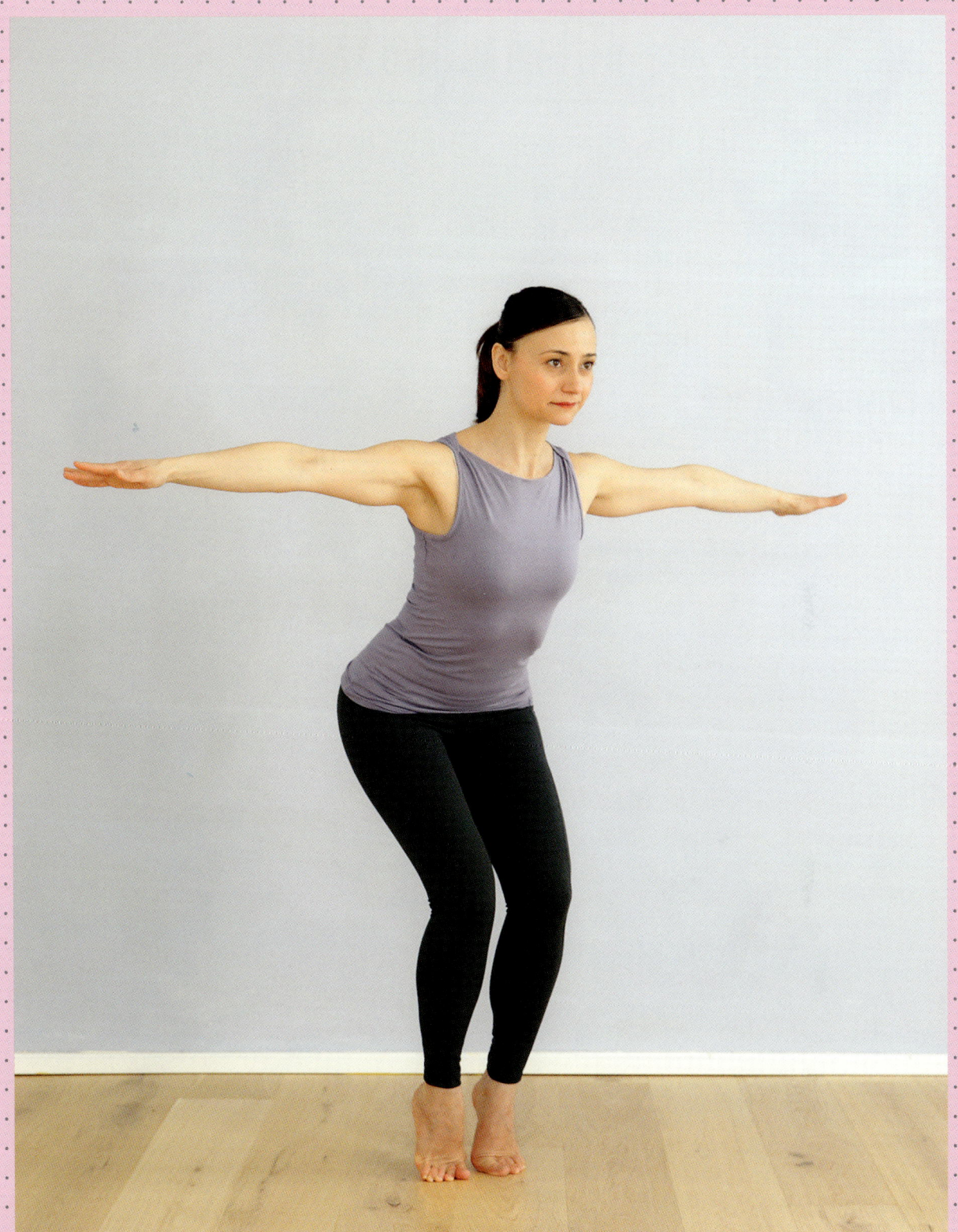

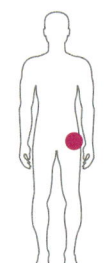

HÜFTARTHROSE

HÜFTE DEHNEN, MOBILISIEREN UND STÄRKEN

Bei Arthrose ist vielseitige Bewegung das A und O. Sanfte Dehnungen, Pendelbewegungen und fließende Bewegungsabläufe sind wie Balsam für die Gelenke. Auch bei künstlichen Hüftgelenken ist es wichtig, in Bewegung zu bleiben, um die Hüfte langfristig zu stabilisieren und Schmerzen zu vermeiden oder zu lindern.

1. ROTATION IM LIEGEN

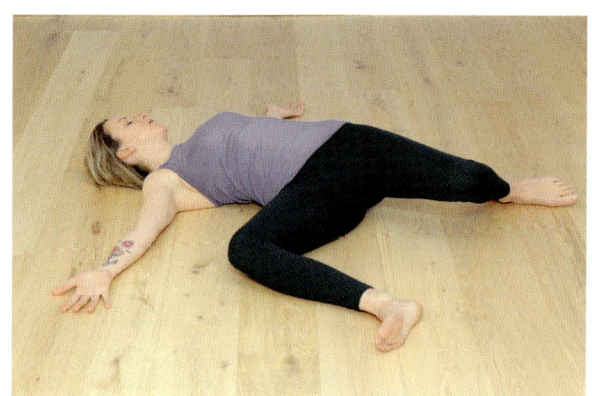

1. Lege dich auf den Rücken und stelle die Füße etwas mehr als hüftbreit vor dem Becken auf. Die Arme sind seitlich auf Schulterhöhe ausgerichtet. Atme durch die Nase ein und aus. Lass beim Ausatmen die Beine wie einen Scheibenwischer langsam nach rechts sinken, den Kopf nach links drehen.

2. Beim Einatmen bringe die Beine zurück in die Mitte und lass sie beim nächsten Ausatmen nach links sinken.

Mindestens 12-mal pro Seite wiederholen.

2. HOHER AUSFALLSCHRITT MIT SEITBEUGE

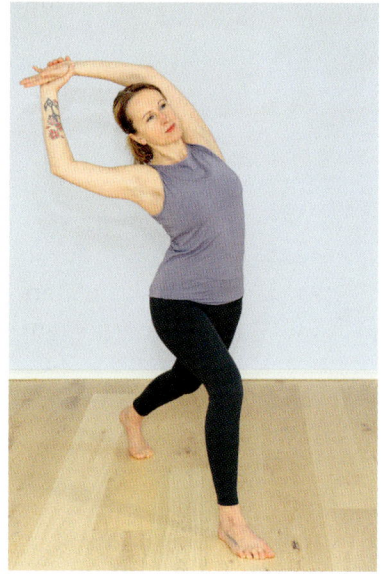

1. Komme in einen aufrechten Stand und stelle die Füße hüftbreit nebeneinander. Setze den rechten Fuß einen großen Schritt nach vorn und beuge das rechte Knie. Hebe die hintere linke Ferse an und strecke das linke Bein. Das Becken zeigt gerade nach vorn. Spanne die Bauchmuskeln etwas an, damit der untere Rücken stabil ist.

2. Strecke de Arme nach oben, greife mit der rechten Hand das linke Handgelenk und lehne dich langsam zur rechten Seite, bis du eine Dehnung in der linken Körperseite und Hüfte spürst.

Mindestens 8 Atemzüge verweilen, dann die Seite wechseln.

3. BEINPENDELN

1. Stelle dich mit dem linken Fuß auf einen Block, ein Buch oder eine Treppenstufe. Hebe den rechten Fuß vom Boden ab und beuge leicht das rechte Bein.

2. Beginne, mit dem rechten Bein langsam nach vorn und hinten zu pendeln, sodass die rechte Leiste mobilisiert und gedehnt wird. Die Bewegung geht von der Hüfte aus. Die Arme können locker mitschwingen.

   Mindestens 1 Minute pendeln, dann die Seite wechseln.

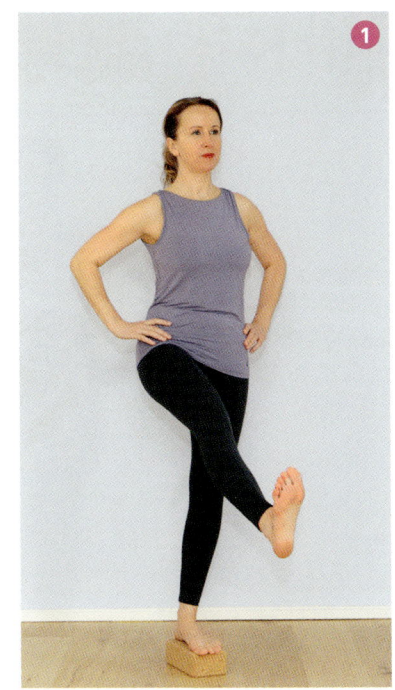
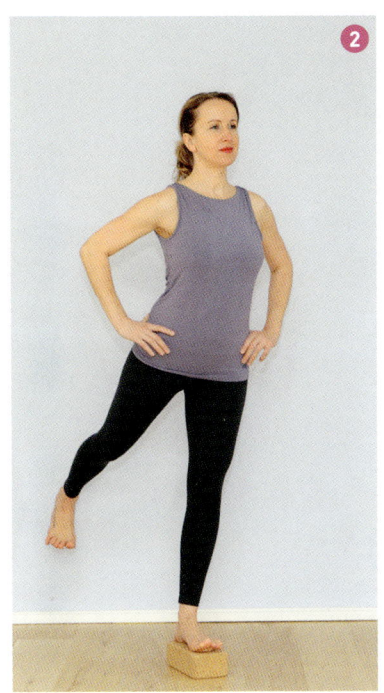

4. KRIEGER I DYNAMISCH

1. Komme in einen aufrechten Stand und stelle die Füße hüftbreit nebeneinander. Setze den linken Fuß nach vorn und hebe die Ferse des hinteren Fußes.

2. Strecke beim Einatmen die Arme nach oben, hebe die rechte Ferse höher und lehne dich mit dem Oberkörper etwas nach hinten.

3. Beim Ausatmen verlagere das Gewicht auf das hintere Bein, strecke die Arme hinter deiner Körperlinie aus und hebe die linke Fußspitze.

   Mindestens 1 Minute in Bewegung bleiben, dann die Seite wechseln.

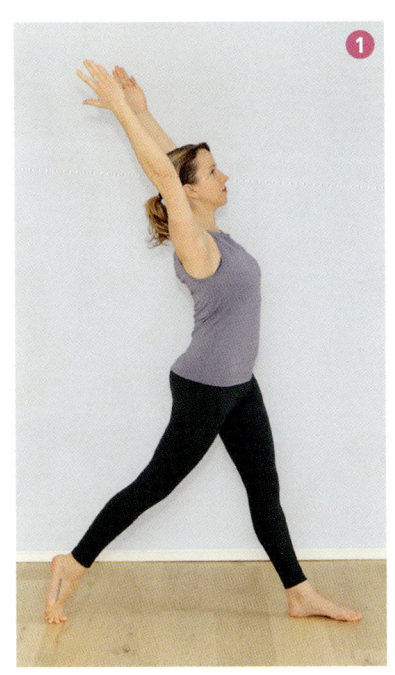
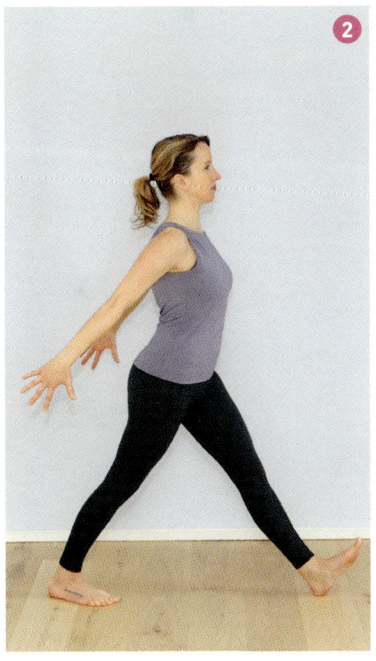

Der Oberkörper bleibt gerade, die Beine sind gestreckt.

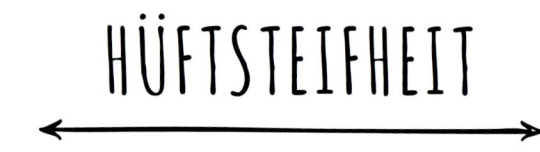

HÜFTSTEIFHEIT

DIE MUSKELN FLEXIBEL HALTEN UND AUFBAUEN

Steifheit kann verschiedene Ursachen haben, zur Sicherheit halte mit deinem Arzt Rücksprache. Es ist wichtig, in dieser Körperpartie Muskulatur aufzubauen, ohne die Beweglichkeit zu verlieren. Mit Disziplin und Konstanz kann man außerdem relativ schnell Erfolge erzielen. Diese Übungen sind auch nach Ablauf der Physiotherapie bei einer Hüftoperation sinnvoll.

1. AUSFALLSCHRITT SEITLICH

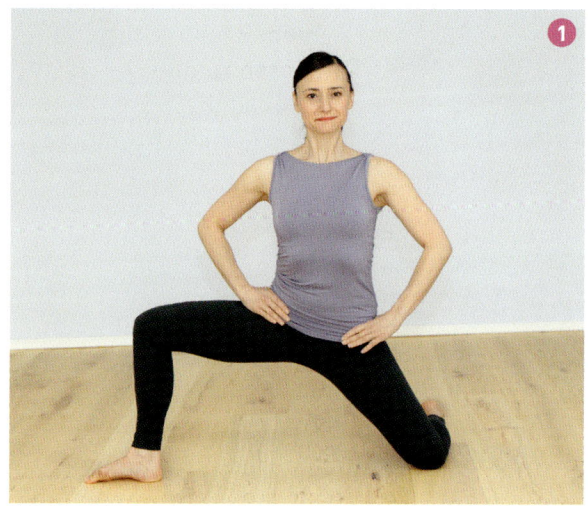

1. Komme in den Kniestand und setze den rechten Fuß seitlich so breit auf, dass du das Knie beugen kannst. Ferse und Knie sind in einer Linie ausgerichtet. Lege gegebenenfalls eine Decke unter das Knie am Boden.

2. Beim Einatmen richte dich auf, beim Ausatmen beuge das Knie tiefer, sodass du eine angenehme Dehnung in der Oberschenkelinnenseite spürst.

   Mindestens 10-mal wiederholen, dann die Seite wechseln.

    Props: Decke oder Kissen

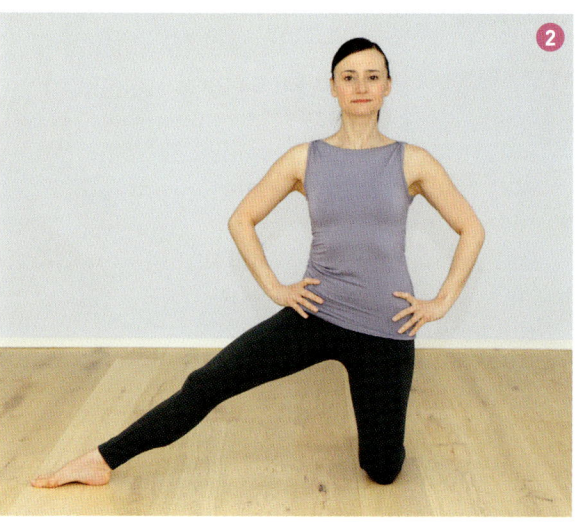

TO DO

- ⬭ die Beine schütteln
- ⬭ viel Tanzen
- ⬭ Beinkissen für die Nacht
- ⬭ täglich 30 Min. spazieren

2. FAHRRAD FAHREN IN SEITLAGE

1. Lege dich auf die rechte Seite, sodass der Körper eine gerade Linie bildet. Die Beine sind gestreckt. Der Kopf liegt gerade und entspannt auf dem Oberarm. Die linke Hand liegt vor dir auf dem Boden und hält dich stabil.

2. Zieh den Rücken in die Länge. Hebe beide Beine parallel vom Boden ab und beuge das rechte Knie.

3. Strecke nun das linke Bein nach vorn aus, sodass du eine sanfte Dehnung in der Beinrückseite spürst, und führe gleichzeitig das rechte Bein nach hinten. Beginne nun, die Beine wie beim Radfahren zu bewegen und verbinde die Bewegung mit dem Atem.

   Mindestens 8 Atemzüge bewegen, dann die Seite wechseln.

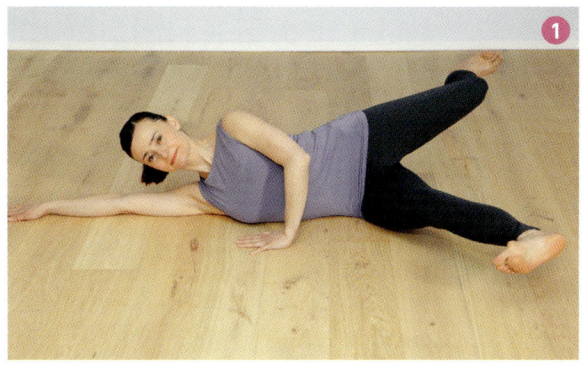

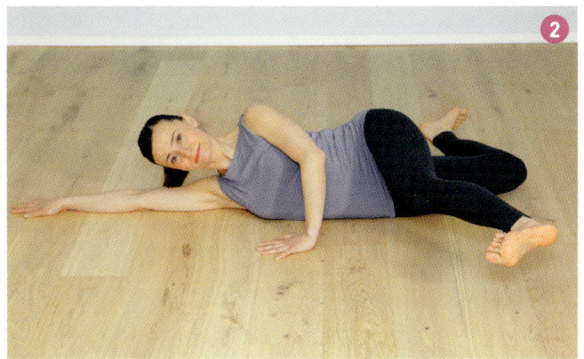

3. KNIE KREISEN IN SEITLAGE

1. Lege dich auf die rechte Seite, sodass der Körper eine gerade Linie bildet. Die Beine sind gestreckt. Der Kopf liegt gerade und entspannt auf dem Oberarm. Die linke Hand liegt vor dir auf dem Boden und hält dich stabil.

2. Zieh den Rücken in die Länge und beuge das linke Knie. Kreise das Knie in der Luft. Verbinde die Bewegung mit deiner Atmung. Versuche jede Ecke und Kante des Hüftgelenks zu mobilisieren.

   Mindestens 10-mal in eine Richtung wiederholen, dann in die andere Richtung. Danach die Seite wechseln.

 Prop: Decke

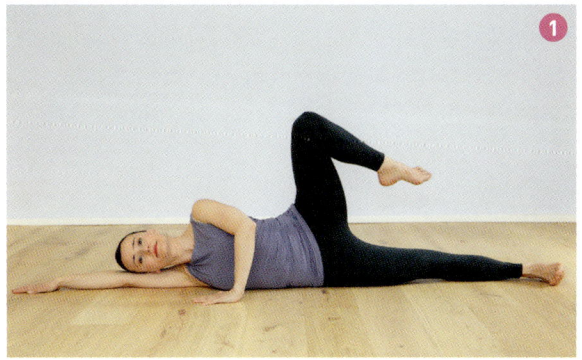

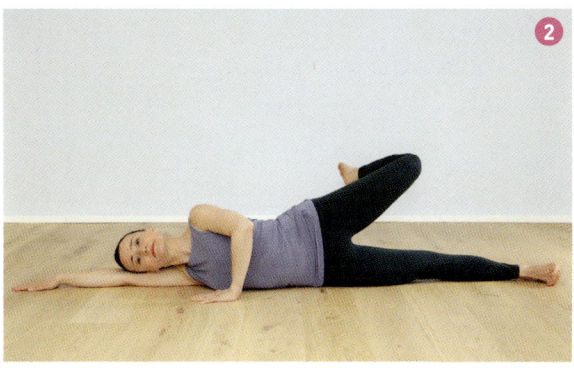

BECKENBODEN UND INKONTINENZ

BECKENBODEN BEIM ATMEN ANSPANNEN UND ENTSPANNEN

Der Beckenboden trägt die inneren Organe und hält dem Druck beim Niesen, schweren Heben, bei Geburt und Ausscheidung stand. Die Muskeln des Beckenbodens stehen in Verbindung zur tiefen Rumpfmuskulatur und zu den Atemmuskeln. Im Alter lässt die Muskelkraft nach, was mit Inkontinenz einhergehen kann. Zunächst ist es wichtig, den Beckenboden bewusst wahrzunehmen, gezielt anzuspannen und wieder loszulassen. Dabei hilft eine bewusste Atmung.

1. GRÄTSCHE MIT ANGEHOBENEN BEINEN IM LIEGEN

1. Lege dich auf den Rücken, strecke die Beine möglichst gerade nach oben und spanne die Bauchmuskeln an, sodass das Becken am Boden bleibt und der untere Rücken sanft nach innen gewölbt ist. Falls dies nicht möglich ist, beuge die Beine ein wenig.

2. Beim Einatmen grätsche die Beine weit nach außen, beim Ausatmen bringe sie wieder zusammen. Zieh dabei aktiv den Bauchnabel zur Wirbelsäule und kontrahiere den Beckenboden, sodass du eine Aktivität in Beinen, Bauch und Becken spürst.

Mindestens 10-mal wiederholen. Pausieren und eine weitere Runde üben.

 Prop: Decke

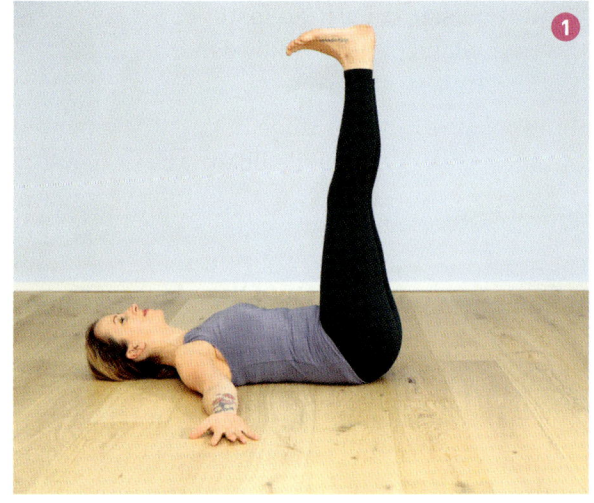

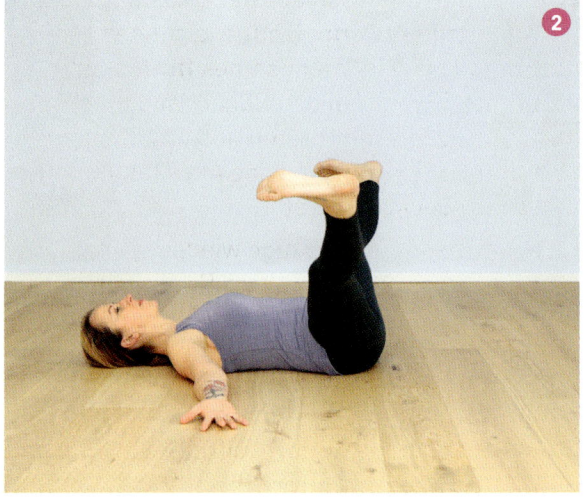

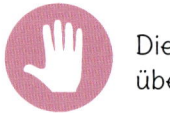 Die gebeugten Beine sind über der Hüfte.

2. BEINSTRECKUNG MIT BLOCK

1. Komme in die Rückenlage und platziere einen Gegenstand, wie etwa einen Ball oder Block zwischen den Beinen. Strecke die Beine möglichst gerade nach oben. Achte darauf, dass das Becken am Boden bleibt und der untere Rücken sanft nach innen gewölbt ist. Falls dies nicht möglich ist, beuge etwas die Beine.

2. Beginne nun, gegen den Gegenstand zu drücken, sodass du eine Aktivität in den Innenseiten der Beine und im Becken spürst. Damit aktivierst du den Beckenboden. Beim Einatmen strecke die Beine noch etwas mehr, beim Ausatmen drücke fester gegen den Gegenstand und zieh aktiv den Bauchnabel zur Wirbelsäule.

   Mindestens 10 Atemzüge halten. Pausieren und eine weitere Runde üben.

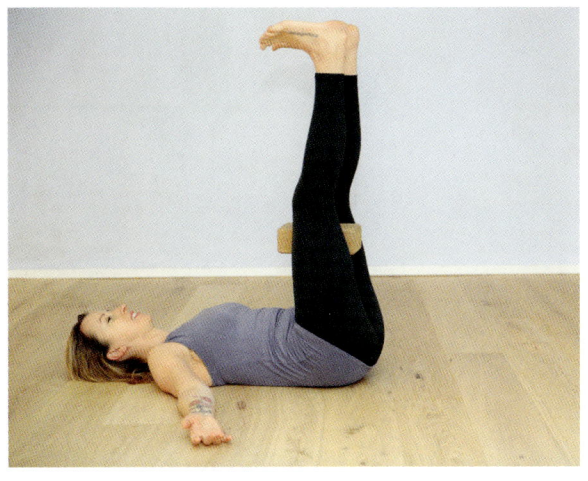

 Props: Ball, Kissen oder Block

 Die gebeugten Beine sind über der Hüfte.

3. SPHINX MIT ANGEHOBENEM BECKEN

1. Komme in die Bauchlage. Setze die Unterarme schulterbreit auf und halte den Kopf gerade. Nimm die natürliche Krümmung der Lendenwirbelsäule wahr und aktiviere die tiefen Bauchmuskeln.

2. Beim Einatmen schiebe den Brustkorb nach vorn. Beim Ausatmen öffne leicht den Mund und töne ein sehr langsames **ffffff** oder **ssssss.** Zieh dabei den Bauchnabel nach innen, runde den Rücken und hebe das Becken an, sodass du eine Aktivität im Bauch und im Becken spürst.

   Mindestens 12 Atemzüge wiederholen. Pausieren und eine weitere Runde üben.

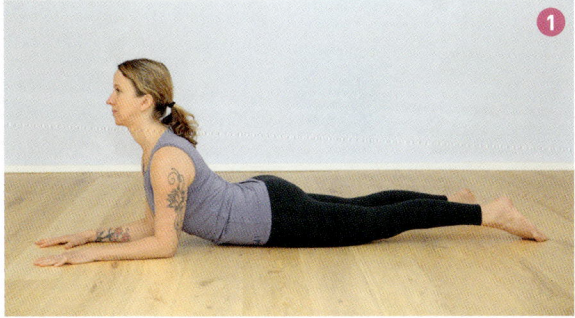

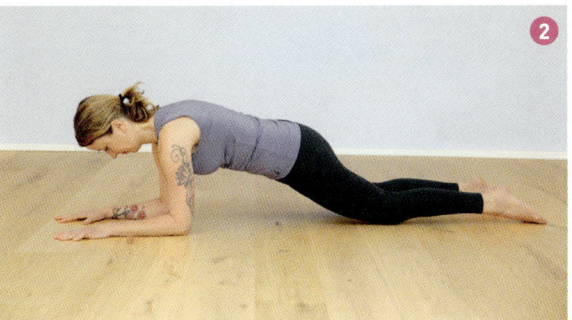

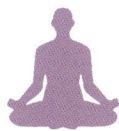 Eine weitere hilfreiche Übung findest du auf Seite 83: „Schulterbrücke mit Block und angehobenem Bein".

BINDEGEWEBE STÄRKEN

DURCHBLUTUNG ANREGEN UND MUSKELN STÄRKEN

Das Bindegewebe gehört zu den Faszien, die Gewebe und Organe miteinander verbinden und beeinflusst Beweglichkeit, Körperform und Stoffwechsel. Die Struktur des Bindegewebes kann durch gesunde Ernährung, gezielte Bewegungen sowie ausreichende Flüssigkeitszufuhr positiv beeinflusst werden, damit das Gewebe gestrafft und die Struktur verbessert wird.

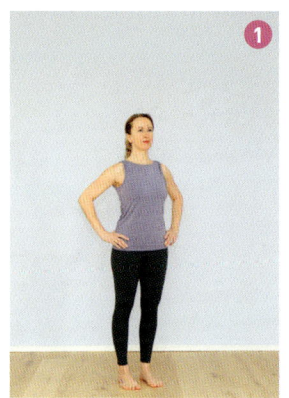
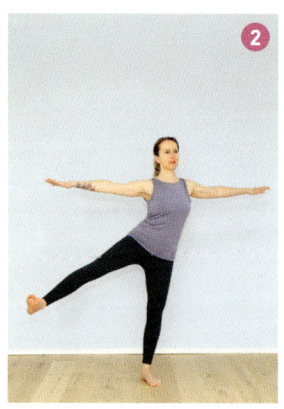
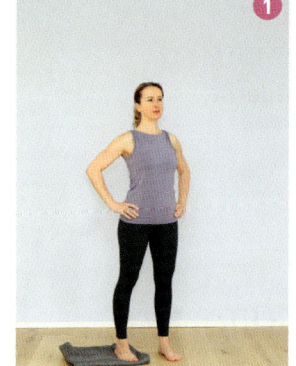
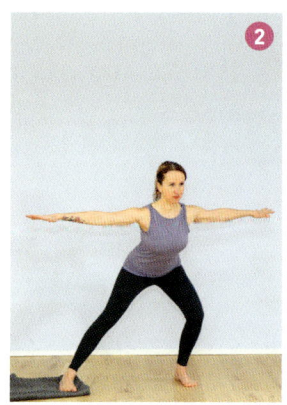

1. BEIN SEITLICH ANHEBEN IM STEHEN

1. Komme in einen aufrechten Stand. Aktiviere die Bauchmuskulatur und strecke die Wirbelsäule. Die Arme sind seitlich ausgestreckt.

2. Verlagere das Gewicht auf das linke Bein und hebe beim Einatmen das rechte Bein zur Seite, sodass du eine Aktivität im Standbein und in der Gesäßmuskulatur des angehobenen Beins spürst.

   Mindestens 12-mal üben, dann die Seite wechseln. Pausieren und jede Seite noch einmal üben.

2. SEITLICHER AUSFALLSCHRITT DYNAMISCH MIT DECKE

1. Komme in einen aufrechten Stand und platziere eine Decke unter dem rechten Fuß. Die Arme sind seitlich ausgestreckt. Aktiviere die Bauchmuskulatur und strecke die Wirbelsäule.

2. Beim Einatmen schiebe die Decke seitlich nach rechts und beuge dabei das linke Knie. Neige dabei den Oberkörper leicht nach vorn. Beim Ausatmen zieh die Decke mit der Kraft der Bein- und Bauchmuskulatur wieder in die Ausgangsposition und strecke beide Beine.

   Mindestens 12-mal wiederholen, dann die Seite wechseln. Pausieren und jede Seite noch einmal üben.

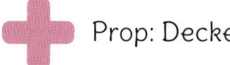 Prop: Decke

3. UNTERARM-VIERFÜSSLERSTAND MIT ANGEHOBENEM BEIN

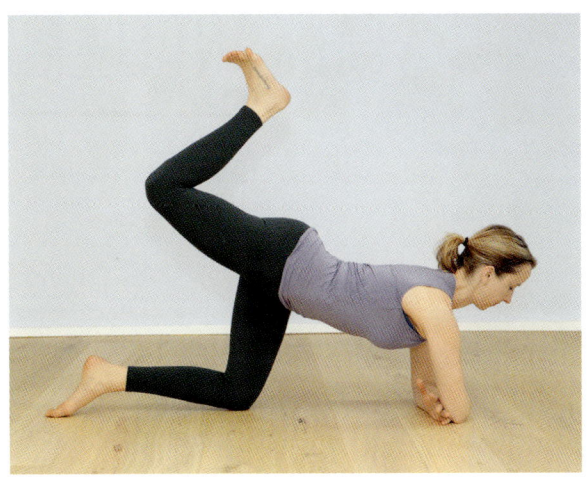

1. Komme in den Vierfüßlerstand und setze die Unterarme am Boden ab. Lege dir bei Bedarf eine Decke unter die Ellenbogen. Die Ellenbogen sind unter den Schultern und die Handflächen am Boden. Der Kopf ist gerade, der Nacken lang. Aktiviere die Bauchmuskulatur.

2. Hebe beim Einatmen das rechte Knie gebeugt nach oben. Die Fußsohle zeigt in Richtung Decke. Beim Ausatmen lass das Knie minimal sinken, aber halte es angehoben. Finde so ein sanftes Pulsieren. Zieh mit jeder Einatmung das Knie weiter nach oben.

   Mindestens 15-mal wiederholen, dann die Seite wechseln.

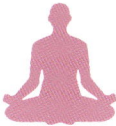

In Gesäß und unterem Rücken solltest du die Aktivität spüren.

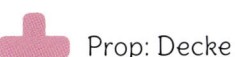 Prop: Decke

4. KOBRA MIT GEGRÄTSCHTEN BEINEN

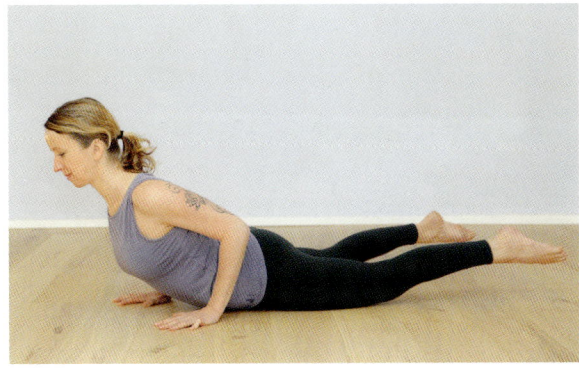

1. Lege dich auf den Bauch. Platziere die Hände neben dem Oberkörper und zieh die Ellenbogen nah an den Brustkorb. Drücke den Fußspann in den Boden und hebe die Knie etwas an, sodass die Beine aktiviert sind.

2. Beim Einatmen hebe Oberkörper, Kopf und Beine vom Boden ab und grätsche dabei die Beine. Beim Ausatmen nimm die Beine wieder zueinander und lege alle Körperteile am Boden ab.

   Mindestens 8-mal wiederholen. Pausieren und eine weitere Runde üben.

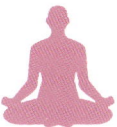

Gehe so nur weit nach oben, wie du die Kraft aus dem Rücken und aus den Beinen spürst.

STÄRKUNG DER BEINMUSKULATUR

DIE BEINE VIELFÄLTIG BEWEGEN UND STÄRKEN

Gesund und gut zu altern braucht Stabilität im ganzen Körper – mit den Beinen als Fundament. Gerade wenn wir jahrelang eine sitzende Tätigkeit ausgeübt haben und die Beine weder durch Sport noch unterstützende Bewegungen gefordert haben, lässt die Muskulatur in den Beinen nach.

1. STUHLPOSITION AUF ZEHENSPITZEN

1. Komme in einen aufrechten Stand und stelle die Füße hüftbreit nebeneinander, ohne dass die Fersen nach innen drehen.

2. Beim Einatmen schiebe das Becken nach hinten, als ob du dich auf einen Stuhl setzen wolltest. Die Knie sind gebeugt und in einer Linie über den Fußspitzen. Der Rücken bleibt gerade und die Arme sind seitlich ausgebreitet.

3. Beim Einatmen hebe die Fersen und komme auf die Zehenspitzen. Beim Ausatmen rolle langsam auf die Fersen und hebe die Zehen nach oben.

   Mindestens 12-mal in beiden Positionen wiederholen.

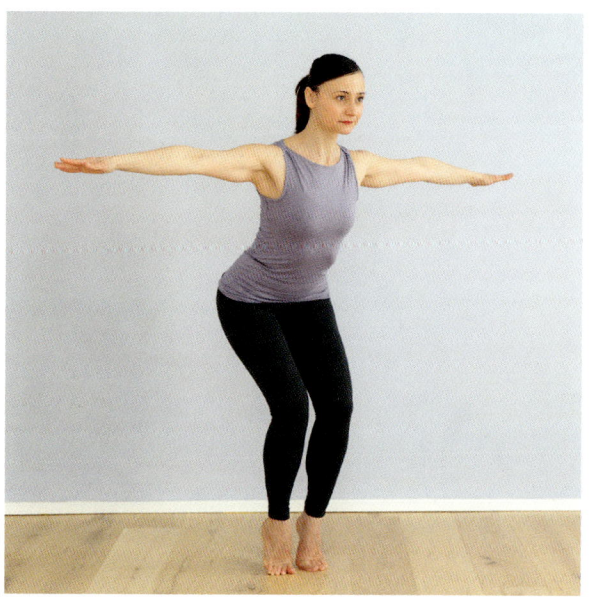

2. BEINE ASYMMETRISCH IM LIEGEN

1. Lege dich auf den Rücken, beuge beide Knie und zieh sie in Richtung Brustkorb.

2. Beim Ausatmen strecke das linke Bein nach vorn, sodass es in der Luft ausgerichtet ist. Achte darauf, dass das Becken am Boden bleibt und der untere Rücken sanft nach innen gewölbt ist. Falls dies nicht möglich ist, beuge die Beine ein wenig.

   Mindestens 8 Atemzüge verweilen, dann die Seite wechseln.

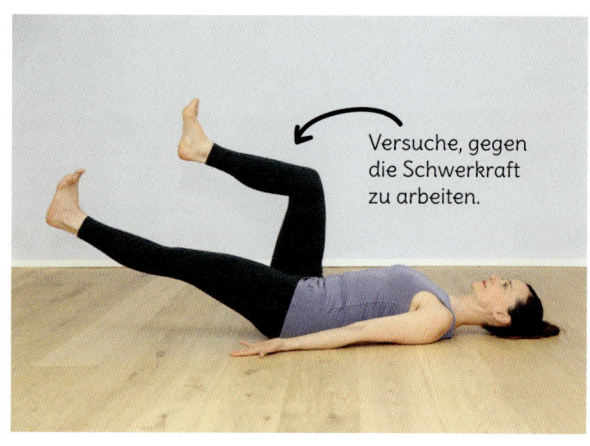

Versuche, gegen die Schwerkraft zu arbeiten.

3. SCHULTERBRÜCKE MIT WEIT AUFGESTELLTEN FERSEN

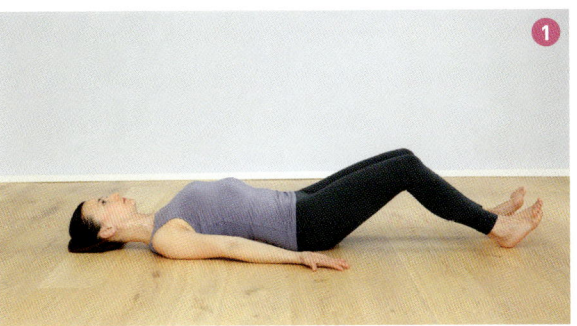

1. Lege dich auf den Rücken und stelle die Fersen auf dem Boden auf. Die Arme liegen seitlich neben dem Körper, der Kopf ist gerade, die Handflächen zeigen nach oben. Schiebe nun die aufgestellten Fersen von Körper und Knien weg.

   Drücke die Fersen fest in dem Boden, sodass du eine Spannung in der Beinrückseite spürst.

2. Beim Einatmen hebe das Becken und den Oberkörper weit nach oben. Beim Ausatmen bleibe hier und drücke Arme, Hände und Schultern in den Boden.

   Mindestens 10 Atemzüge halten.

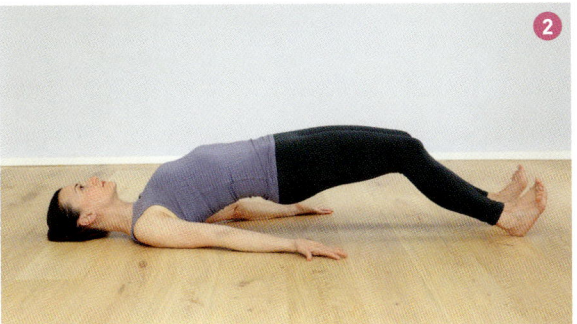

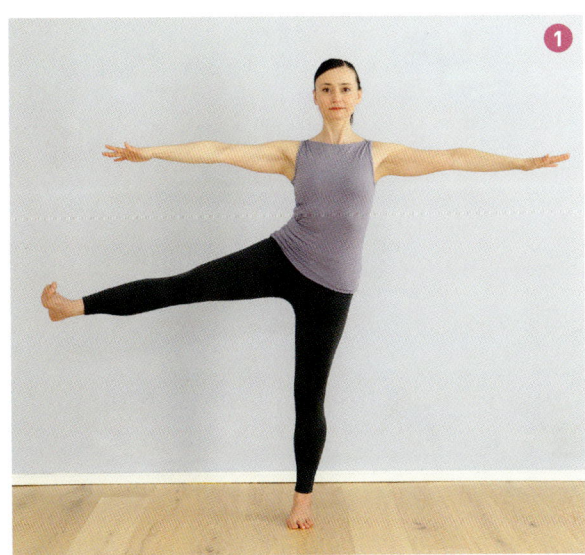

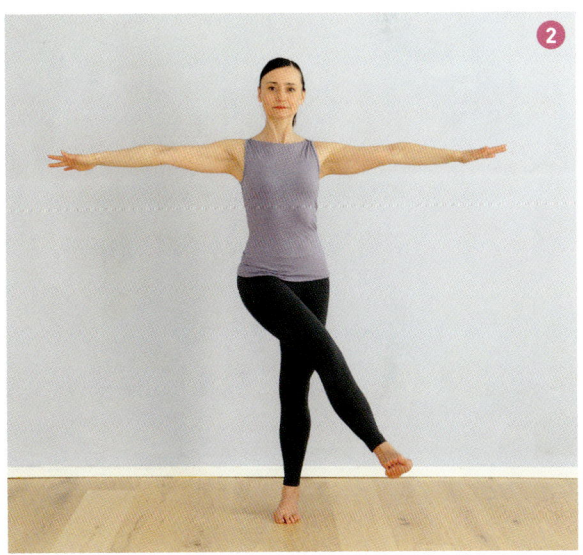

4. BEIN HEBEN UND KREUZEN IM STEHEN

1. Stelle dich mit dem linken Bein aufrecht auf den Boden. Verlagere das Gewicht aufs linke Bein und hebe beim Einatmen das rechte Bein zur Seite.

2. Beim Ausatmen kreuze das rechte Bein über das linke, ohne dabei den Fuß abzusetzen.

   Mindestens 12-mal üben, dann die Seite wechseln.

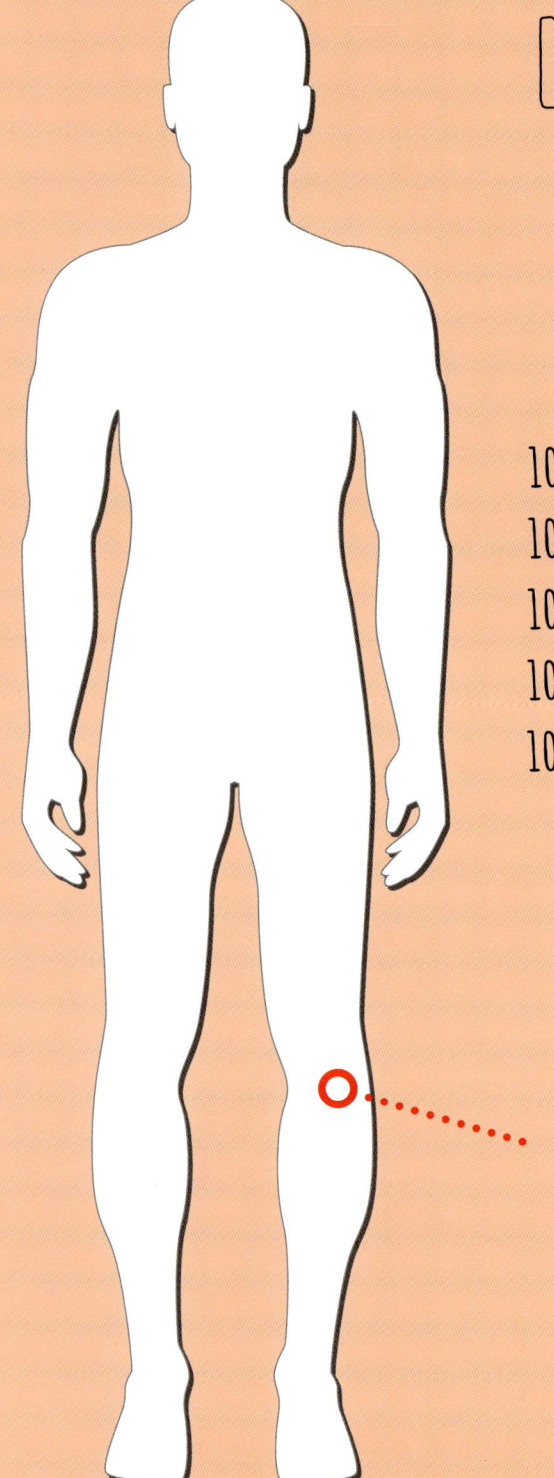

KNIE UND WADE

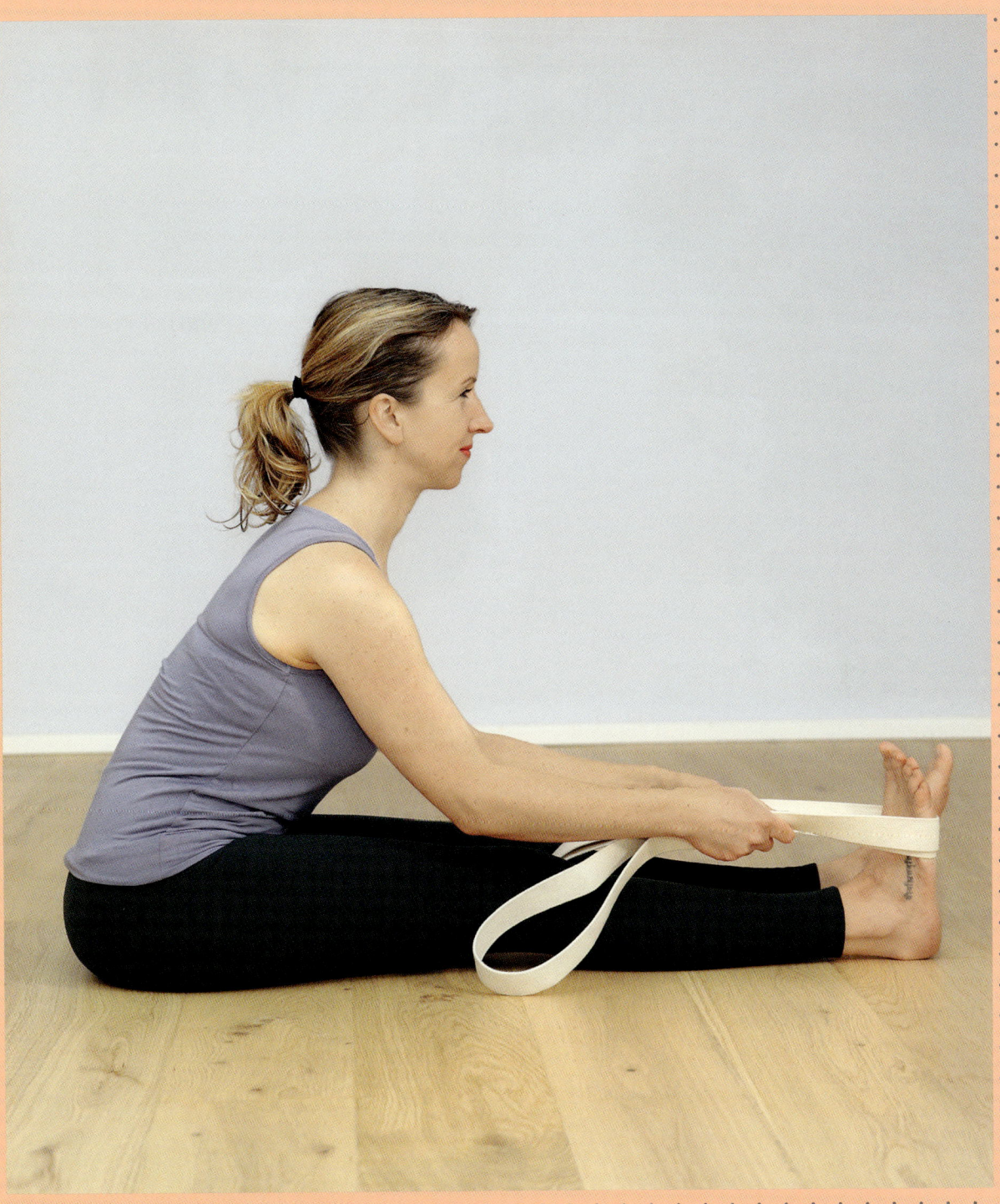

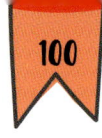
KRAMPFADERN

⟷

DURCHBLUTUNG DER BEINE ANREGEN

Krampfadern sind in vielen Fällen eine harmlose Erweiterung der Venen an der Oberfläche der Beine. Doch bei unzureichender Bewegung, etwa durch langes Sitzen oder Stehen und der damit verbundenen schlechteren Durchblutung der Beine, können sie zu einem Problem werden. Daher ist es wichtig, die Durchblutung der Beine anzuregen. Auch langsames und bewusstes Atmen kann unterstützen, weil der Sauerstoff dadurch besser im Körper aufgenommen wird.

1. FAHRRAD FAHREN IM LIEGEN

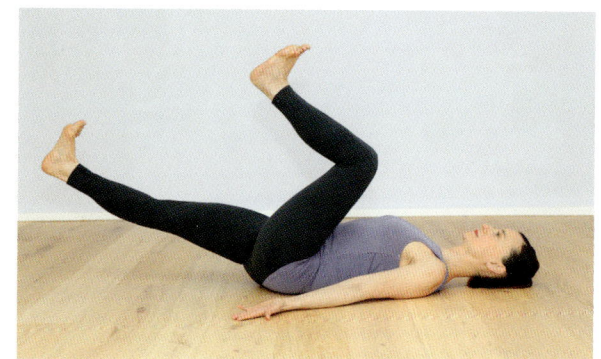

1. Lege dich auf den Rücken, beuge beide Knie und zieh sie in Richtung Brustkorb.

2. Beginne nun, mit den Beinen in der Luft Fahrrad zu fahren. Strecke dabei das Kniegelenk so gut wie möglich. Danach strecke die Beine etwas nach vorn aus, sodass du gegen die Schwerkraft arbeitest.

   Mindestens 1 Minute langsam üben, dann rückwärts fahren.

2. FERSENSITZ

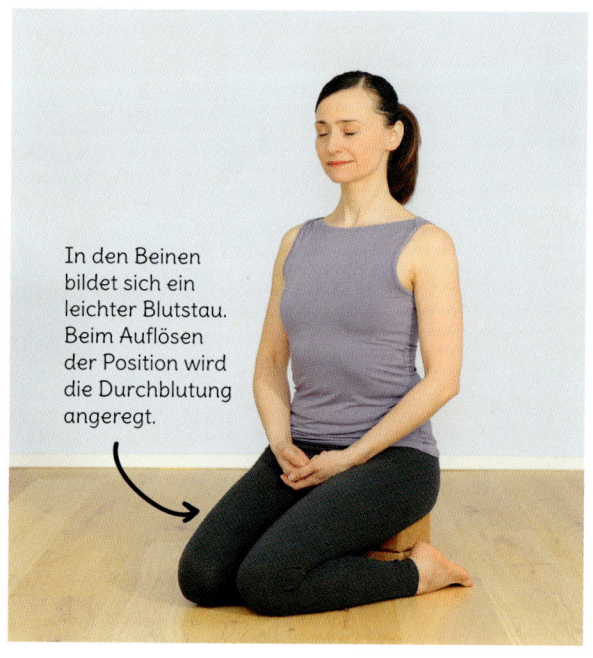

Komme in einen Kniestand und lass das Becken langsam in Richtung Fersen sinken. Wenn du dich nicht absetzen kannst, platziere einen Block, ein Kissen oder einen Hocker unter dem Gesäß zwischen den Füßen. So kannst du dich langsam an die Dehnung des Fußspanns und der Oberschenkel herantasten. Achte darauf, dass der Rücken gerade aufgerichtet ist.

Mindestens 12 Atemzüge verweilen, dann die Füße lockern.

In den Beinen bildet sich ein leichter Blutstau. Beim Auflösen der Position wird die Durchblutung angeregt.

 Props: Block, Kissen

3. BECKEN HEBEN AN DER WAND IM LIEGEN

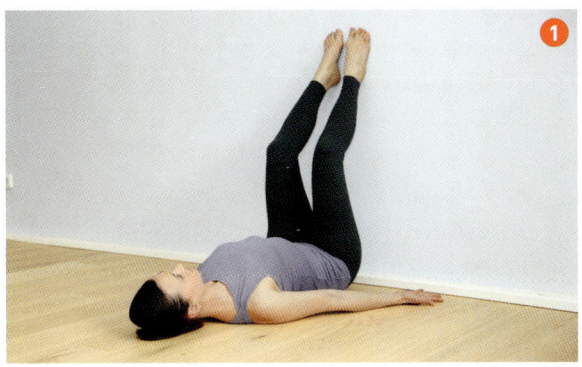

1. Komme in die Rückenlage und bringe das Becken nah an die Wand.

2. Strecke die Beine nach oben und stelle die Fußsohlen an die Wand. Lege bei Bedarf ein Kissen unter den Kopf. Beim Einatmen hebe das Becken etwas vom Boden ab und beim Ausatmen lass es langsam zurück auf den Boden sinken.

   Mindestens 10-mal wiederholen. Pausieren und eine weitere Runde üben.

 Prop: Kissen

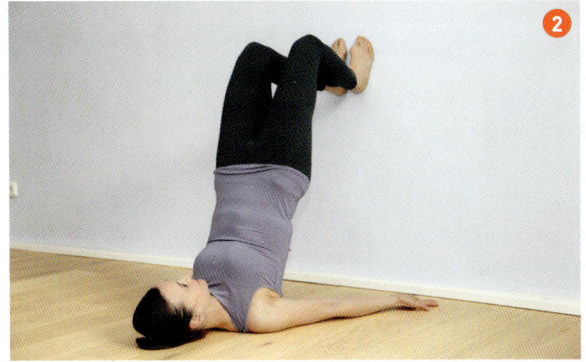

 Achtung: Die Übung vorsichtig ausführen, damit die Nackenmuskulatur nicht überdehnt wird.

4. WADENPUMPE AUF STUHL IM LIEGEN

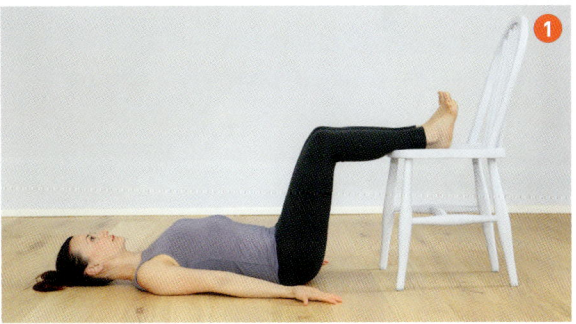

1. Komme in die Rückenlage und bringe das Becken so nah wie möglich an den Stuhl. Lege die Waden auf die Sitzfläche. Lege bei Bedarf eine Decke unters Becken. Konzentriere dich auf eine ruhige Atmung.

2. Beim Einatmen zieh die Zehen zu dir heran. Beim Ausatmen schiebe die Zehen weg von dir, sodass du den Fußspann dehnst.

   Mindestens 16-mal wiederholen. Dann mindestens 1 Minute in dieser Umkehrhaltung verweilen.

 Props: Stuhl und Decke

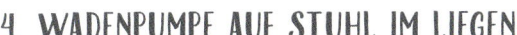

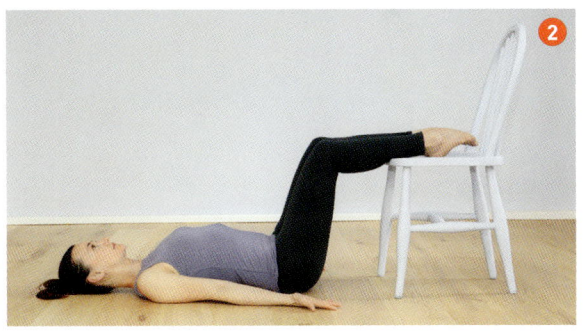

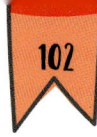
MUSKELSCHWÄCHE IN DER WADE

WADENMUSKULATUR AUSREICHEND BELASTEN

Die Wadenmuskulatur ist Voraussetzung für einen festen Stand sowie Trittsicherheit bei verschiedenen Bewegungsabläufen. Um die zwei wichtigsten Muskeln der Wade, Soleus und Gastrocnemius gezielt zu stärken, sind neue und zunächst ungewohnte Muskelreize notwendig, damit die Muskulatur achtsam gekräftigt und gedehnt wird.

1. WADENDEHNUNG UND –KRÄFTIGUNG AUF ERHÖHUNG IM STEHEN

1. Stelle dich seitlich an eine Wand auf eine Erhöhung wie einen Block oder eine Treppenstufe und stütze dich mit einer Hand an der Wand ab. Setze die Zehen des linken Fußes ab, das rechte Knie ist gebeugt und der rechte Fuß angehoben.

2. Beim Einatmen drücke die Zehen kraftvoll in die Unterlage und hebe die Ferse, so hoch du kannst. Beim Ausatmen lass die Ferse sehr langsam und möglichst tiefer als die Erhöhung in Richtung Boden sinken.

   Mindestens 12-mal wiederholen. Pausieren und eine weitere Runde üben, dann die Seite wechseln.

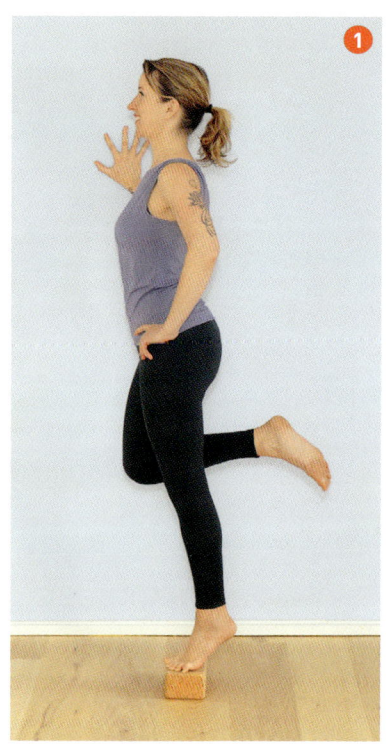

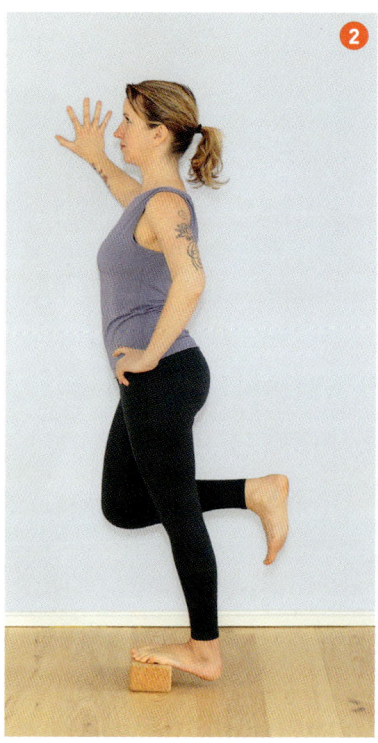

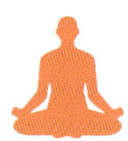

Versuche, bei dieser Übung die Bewegungsmöglichkeiten auszuschöpfen, um die Muskulatur maximal zu kontrahieren und zu dehnen. Falls dir die Übung schwer fällt, kannst du auch beide Beine auf den Block stellen.

 Props: Block, Stuhl, Wand

2. STUHLPOSITION AUF ZEHENSPITZEN

1. Komme in einen aufrechten Stand und stelle die Füße hüftbreit nebeneinander. Die Fersen sollten nicht nach innen drehen.

2. Schiebe das Becken nach hinten, als ob du dich auf einen Stuhl setzen würdest. Die Knie sind gebeugt und in einer Linie über den Fußspitzen. Der Rücken bleibt gerade und die Arme sind seitlich ausgestreckt.

3. Beim Einatmen hebe die Fersen und komme auf die Zehenspitzen. Beim Ausatmen rolle langsam zurück auf die Fersen.

   Mindestens 12-mal wiederholen. Pausieren und eine weitere Runde üben.

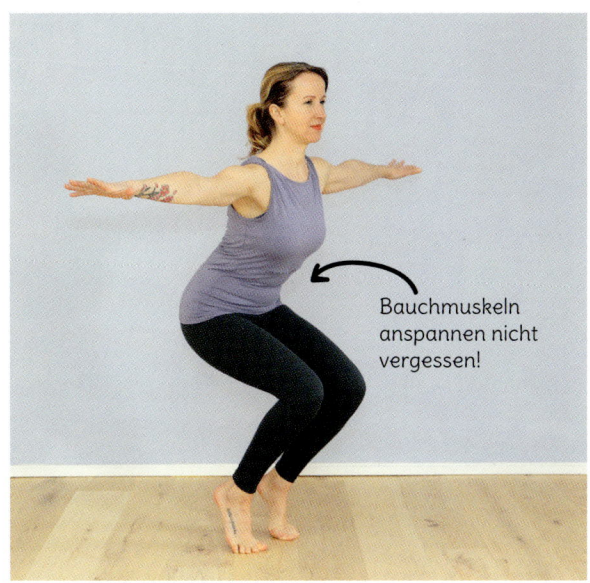

Bauchmuskeln anspannen nicht vergessen!

3. AUSFALLSCHRITT MIT ANGEHOBENEN FERSEN

1. Komme in einen aufrechten Stand und stelle die Füße hüftbreit nebeneinander. Setze den rechten Fuß einen großen Schritt nach vorn.

2. Beuge beide Knie und hebe beide Fersen an, das linke Knie sinkt Richtung Boden. Das rechte Knie ist über der rechten Ferse ausgerichtet. Das Becken zeigt gerade nach vorn und die Arme sind seitlich ausgebreitet. Spanne die Bauchmuskeln etwas an, damit der untere Rücken stabil ist.

3. Mit jeder Einatmung strecke die Wirbelsäule und hebe die Fersen höher. Beim Ausatmen sinkt das linke Knie etwas tiefer Richtung Boden, um die Dehnung im linken Oberschenkel zu vertiefen.

   Mindestens 8-mal wiederholen, dann die Seite wechseln.

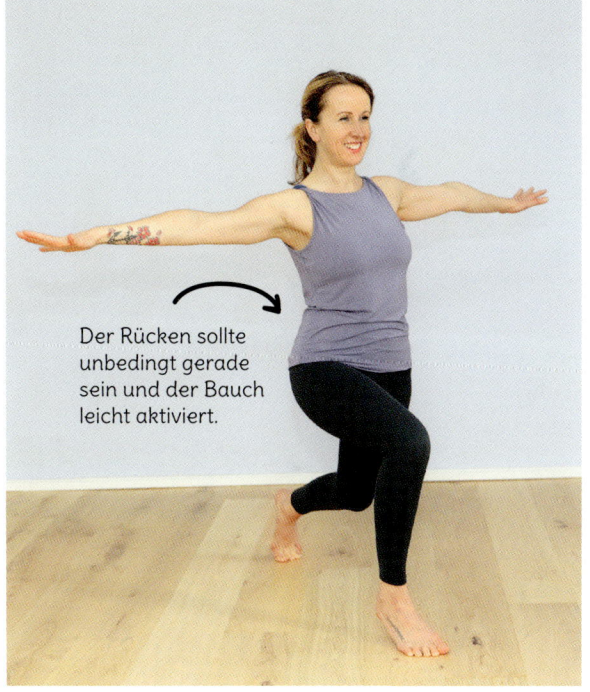

Der Rücken sollte unbedingt gerade sein und der Bauch leicht aktiviert.

 Props: Stuhl, Wand

 Wenn du am Anfang Probleme mit der Balance hast, dann halte dich an einem Stuhl fest.

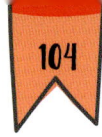
VERSCHLEISS IM KNIE

IN BEWEGUNG BLEIBEN UND INTELLIGENT TRAINIEREN

Bei diesem entzündlichen Prozess im Körper ist es wichtig, sanft, aber konstant zu arbeiten. Die Beschwerden durch den Verschleiß können durch effektive Übungen gelindert werden. Folgende Übungen verhelfen dem Kniegelenk zu mehr Raum. Die umliegende Muskulatur der Oberschenkel und der Waden werden gedehnt und stabilisiert. Eine zusätzliche Entlastung für das Gelenk sind Umkehrhaltungen.

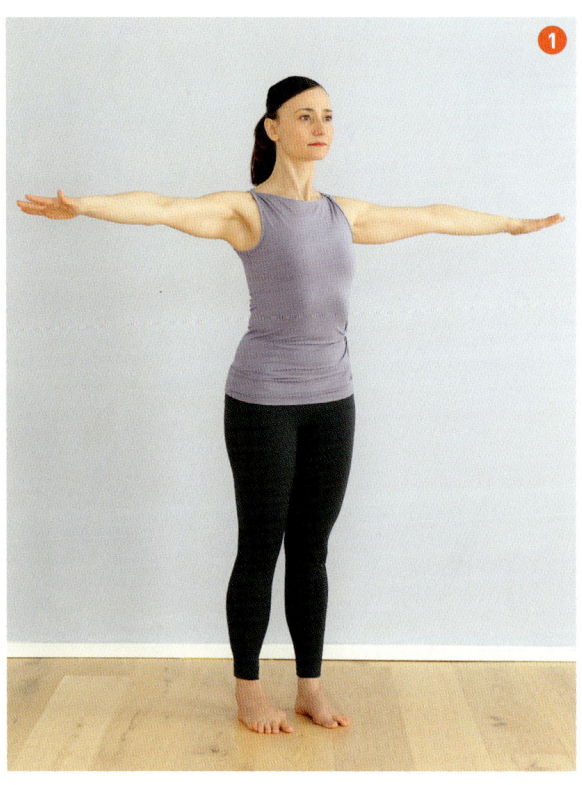
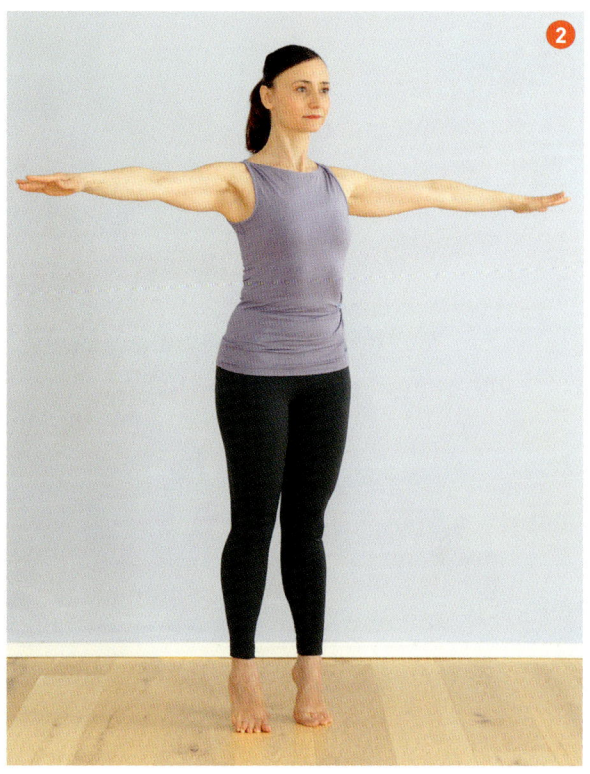

1. ZEHENSPITZENPUMPE IM STEHEN

1. Komme in einen aufrechten Stand und stelle die Füße hüftbreit auf. Der Rücken bleibt gerade und die Arme sind seitlich ausgebreitet.

2. Beim Einatmen hebe die Fersen und komme hoch auf die Zehenspitzen. Beim Ausatmen rolle langsam zurück auf die Fersen.
Mindestens 12-mal wiederholen.

2. KRIEGER I WADENDEHNUNG

1. Komme in einen aufrechten Stand und stelle die Füße hüftbreit nebeneinander. Beuge das linke Knie, sodass es in einer Linie über der linken Ferse ist und setze den rechten Fuß zurück. Beide Fußspitzen zeigen nach vorn. Beide Fersen sind am Boden.

2. Neige den Oberkörper leicht nach vorn, dabei bleibt der Rücken gerade, sodass im unteren Rücken die Innenwölbung erhalten bleibt (leichtes Hohlkreuz). Spanne zusätzlich die Bauchmuskeln an. Strecke die Arme nach hinten aus und spüre eine angenehme Dehnung in der rechten Wade. Dadurch werden Spannungen im Knie gelöst.

   Mindestens 10 Atemzüge halten, dann die Seite wechseln.

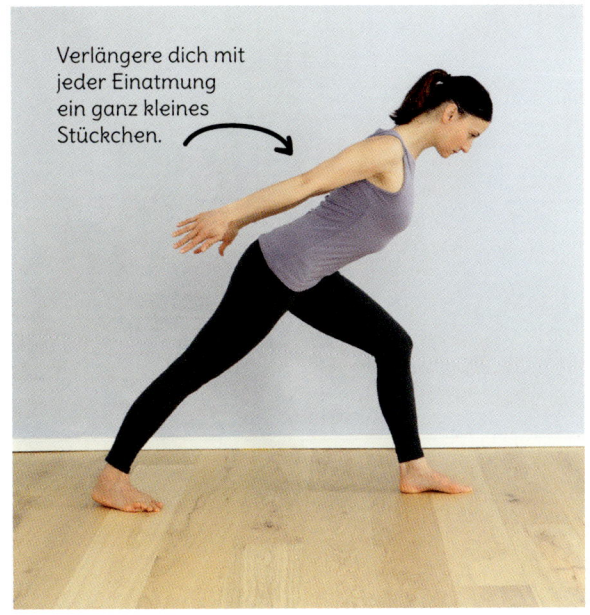

Verlängere dich mit jeder Einatmung ein ganz kleines Stückchen.

3. OBERSCHENKELDEHNUNG IN BAUCHLAGE

1. Komme in die Bauchlage und lege dir gegebenenfalls eine Decke unters Becken. Lege den linken Unterarm quer vor dir ab, sodass du die Stirn darauf ablegen kannst.

2. Beuge das rechte Knie und fasse mit der rechten Hand den Fußspann. Alternativ nimm dir einen Gurt zu Hilfe. Halte das linke Bein aktiv am Boden.

3. Drücke nun den Fußspann leicht gegen die Hand und hebe beim Einatmen den Oberkörper. Beim Ausatmen senke die Stirn zum Boden. Gehe so weit nach oben, bis du eine Dehnung im rechten Oberschenkel spürst.

   Mindestens 8-mal wiederholen.

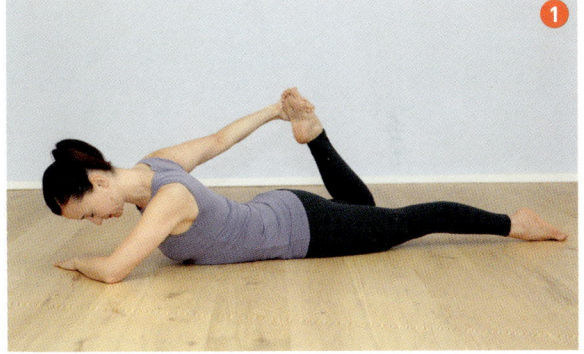

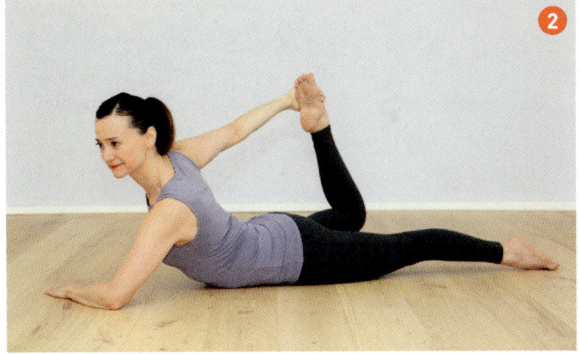

 Props: Decke und Gurt

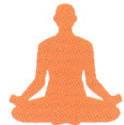 Eine weitere hilfreiche Übung findest du auf Seite 100: „Fahrrad fahren im Liegen".

KNIEÜBUNGEN NACH OPERATION

⟷

MUSKULATUR UMS KNIE MOBILISIEREN UND STÄRKEN

Das A und O nach einer Verletzung oder Operation ist, die Stabilität im Knie und der damit verbundenen Muskulatur wiederherzustellen. Eine entscheidende Rolle spielt dabei die Ausrichtung der Füße und der Hüfte sowie die Kraft der Beine.

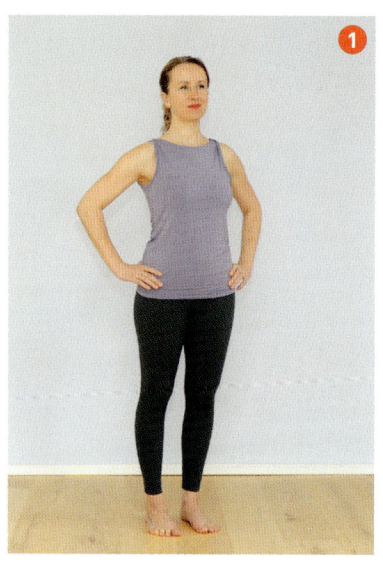 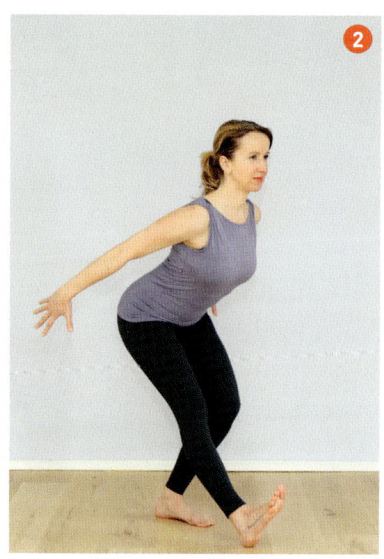 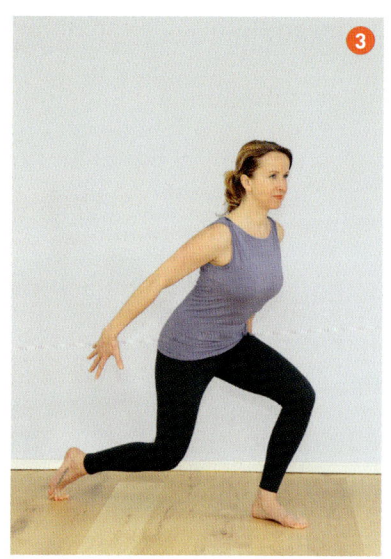

1. STUHLPOSITION MIT BEINVARIANTEN

1. Komme in einen aufrechten Stand und stelle die Füße hüftbreit nebeneinander. Schiebe das Becken nach hinten, als ob du dich auf einen Stuhl setzen würdest. Die Knie sind gebeugt und in einer Linie über den Fußspitzen.

2. Verlagere das Gewicht auf das gebeugte linke Bein und strecke das rechte Bein nach vorn. Beim Einatmen verlängere die Wirbelsäule, schiebe den Brustkorb nach vorn und führe die Arme gestreckt hinter den Körper. Beim Ausatmen beuge das linke Knie tiefer und schiebe das Becken weiter nach hinten.

3. Beuge nun das rechte Bein nach hinten und setze die Fußspitze am Boden ab. Beim Einatmen strecke die Wirbelsäule, beim Ausatmen beuge das rechte Knie tiefer, bis du eine Dehnung im Oberschenkel spürst.

Jede Position 8 Atemzüge halten, dann die Beine kurz strecken und das Bein wechseln.

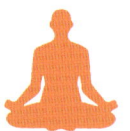 Eine weitere hilfreiche Übung findest du auf Seite 116: „Füße abrollen im Stehen".

2. ACHTERBEWEGUNG MIT UNTERSCHENKEL IM LIEGEN

1. Lege dich auf den Rücken und strecke die Beine am Boden aus. Die Arme liegen neben dem Körper, die Handflächen zeigen nach oben und der Kopf liegt gerade auf dem Boden.

2. Beuge das rechte Bein und beschreibe mit dem angewinkelten Knie einen Kreis nach außen.

3. Anschließend kreise mit dem Knie nach innen. Verbinde diese Bewegung und stelle dir vor, dass du eine Acht in die Luft malst. Lass die Acht immer größer werden und versuche, das Bein dabei etwas zu strecken. Verbinde die Bewegung mit der Atmung, indem du dich langsam bewegst und dabei tief ein- und ausatmest.

Mindestens 8-mal wiederholen, dann die Seite wechseln.

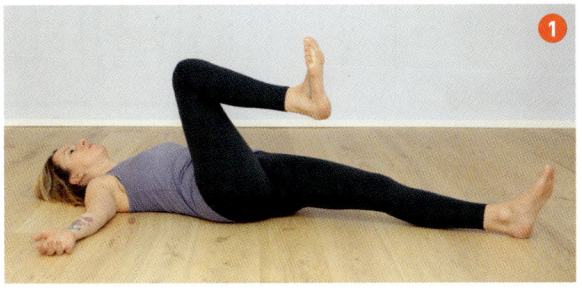

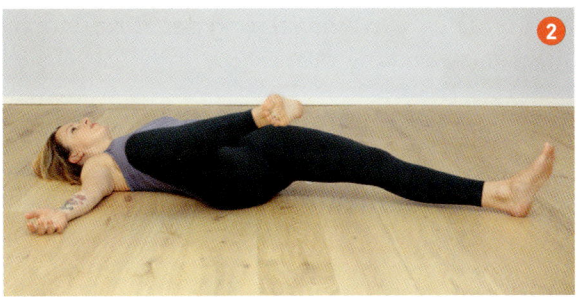

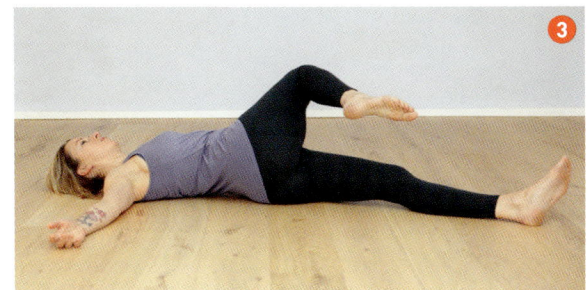

3. SEITLICHER AUSFALLSCHRITT DYNAMISCH

1. Komme in einen aufrechten Stand. Der Rücken ist gerade, die Hände liegen locker am Becken. Drehe die Fußspitzen etwas nach außen.

2. Beim Einatmen strecke die Wirbelsäule, beim Ausatmen setze den rechten Fuß einen Schritt nach rechts und beuge dabei langsam das rechte Knie, sodass es in einer Linie mit der rechten Fußspitze ausgerichtet ist und du eine Dehnung in der linken Beininnenseite spürst.

3. Mit der nächsten Einatmung komme zurück in die Mitte und wechsele die Seite.

Pro Seite mindestens 10-mal wiederholen.

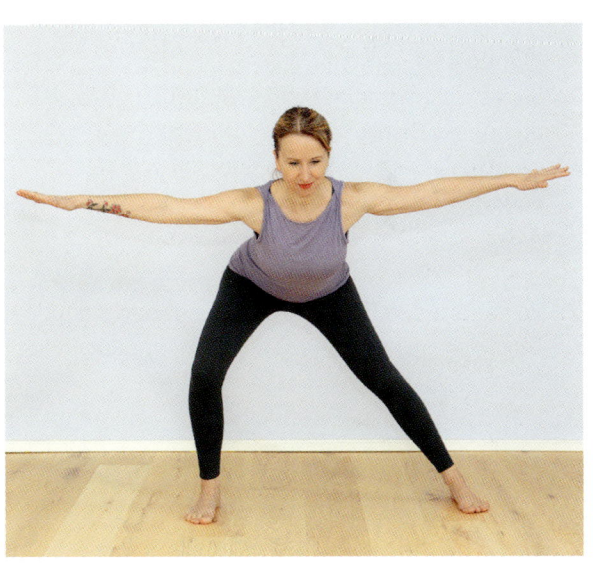

WADENKRÄMPFE

WADENMUSKULATUR DEHNEN, TRAINIEREN UND MOBILISIEREN

Wadenkrämpfe treten aus verschiedensten Gründen und bei unterschiedlichen Bewegungen auf. Häufig resultieren sie entweder aus einer Überforderung der Muskulatur, wie einseitige Belastung, Fehlbelastung oder aus einer Unterforderung durch zu wenig Bewegung. Krämpfe entladen Spannungen in den Muskeln und können durch Dehnung aufgelöst werden.

1. KRIEGER I MIT FLANKENDEHNUNG AN DER WAND

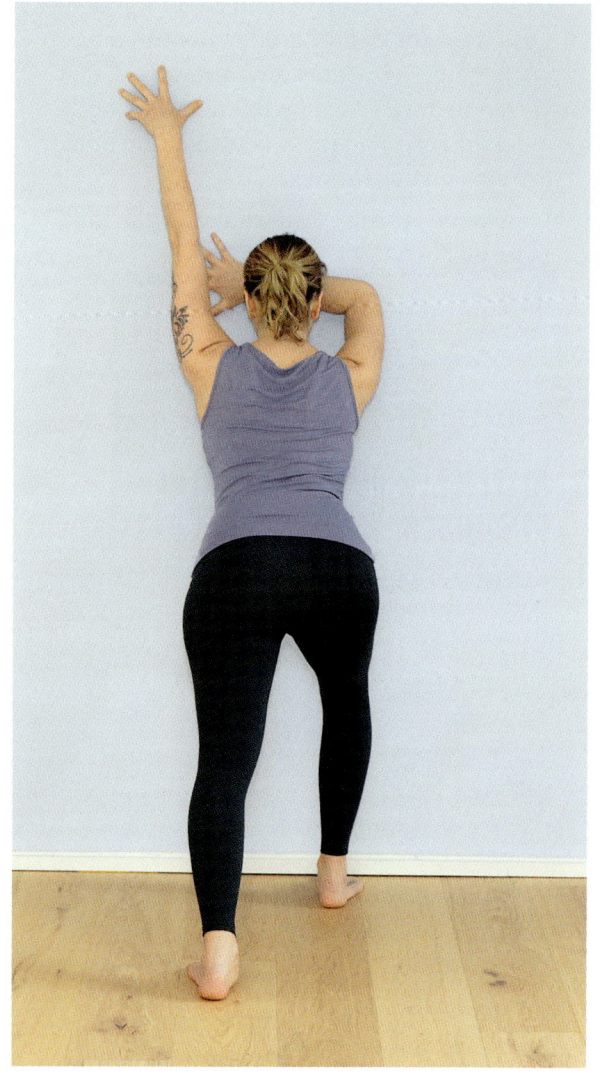

1. Stelle dich mit einer Schrittlänge Abstand vor eine Wand. Setze den rechten Fuß nah an die Wand und beuge das rechte Knie. Das Knie ist über der Ferse ausgerichtet.

2. Die hintere Ferse schiebt aktiv in den Boden. Beide Fußspitzen zeigen nach vorn. Beuge den rechten Ellenbogen und platziere den Unterarm in Höhe des Kopfes an der Wand, sodass du die Stirn darauf ablegen kannst. Strecke den linken Arm nach oben oder seitlich an der Wand aus.

3. Beuge den Oberkörper nun sanft nach vorn, bis du eine angenehme Dehnung in der linken Körperseite inklusive der linken Wade spüren kannst. Beim Einatmen verlängere dich in der linken Seite, beim Ausatmen lass den Brustkorb tiefer in Richtung Wand sinken.

4. Achte darauf, dass der Rücken lang bleibt und das Becken möglichst gerade ist.

   Mindestens 10 Atemzüge halten, dann die Seite wechseln.

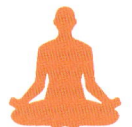

Eine weitere hilfreiche Übung findest du auf Seite 116: „Füße abrollen im Stehen".

2. VORBEUGE MIT GURT IM SITZEN

1. Komme in einen aufrechten Sitz auf dem Boden und strecke beide Beine nach vorn aus. Falls dir die Aufrichtung im Sitzen schwerfällt, setze dich höher auf ein Kissen.

2. Lege einen Gurt oder ein Handtuch um die rechte Fußsohle. Zieh beide Fußspitzen zu dir heran, verstärke dabei mithilfe des Gurts den Zug um die rechte Fußsohle. Beuge dich leicht nach vorn, um die Dehnung in der rechten Wade und in der Beinrückseite zu spüren. Wenn du die Dehnung intensivieren möchtest, lege den rechten Fuß erhöht auf einen Block oder ein Kissen.

Mindestens 10 Atemzüge halten, dann die Seite wechseln.

 Props: Kissen, Gurt, Block

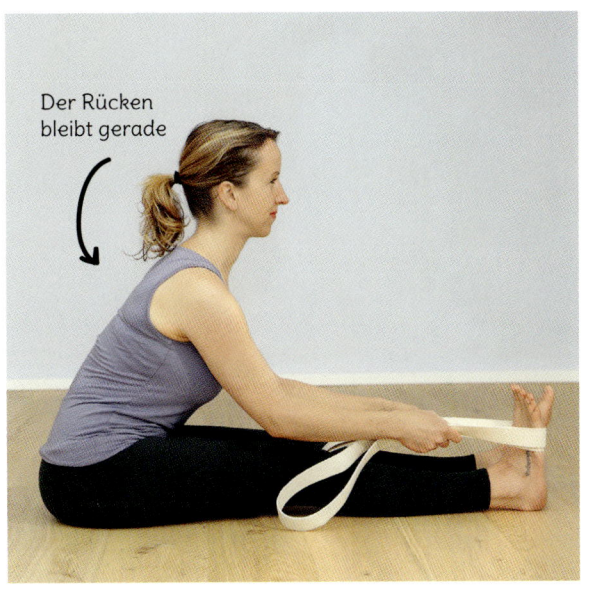

Der Rücken bleibt gerade

3. FERSENSITZ

Komme in einen Kniestand und lass das Becken langsam in Richtung Fersen sinken. Wenn du dich nicht absetzen kannst, platziere einen Block, ein Kissen oder einen Hocker unter dem Gesäß zwischen den Füßen. So kannst du dich langsam an die Dehnung des Fußspanns und der Oberschenkel herantasten. Achte darauf, dass dein Rücken gerade aufgerichtet ist.

Mindestens 12 Atemzüge verweilen, dann die Füße lockern.

 In den Beinen bildet sich ein leichter Blutstau. Beim Auflösen der Position wird die Durchblutung angeregt.

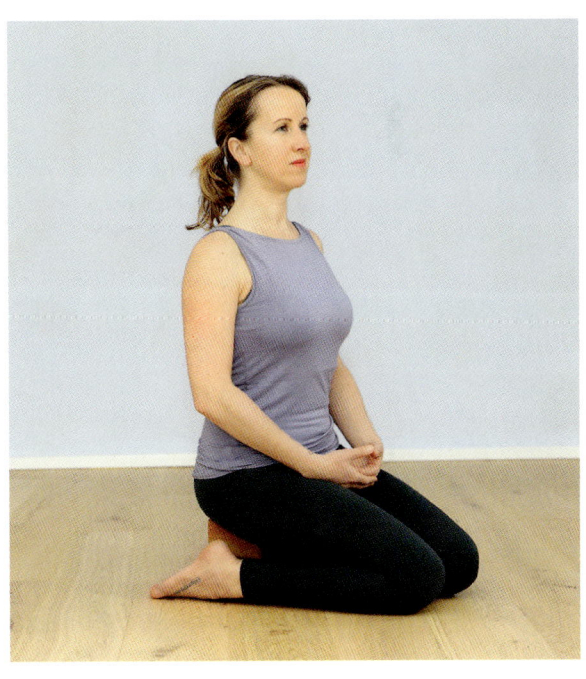

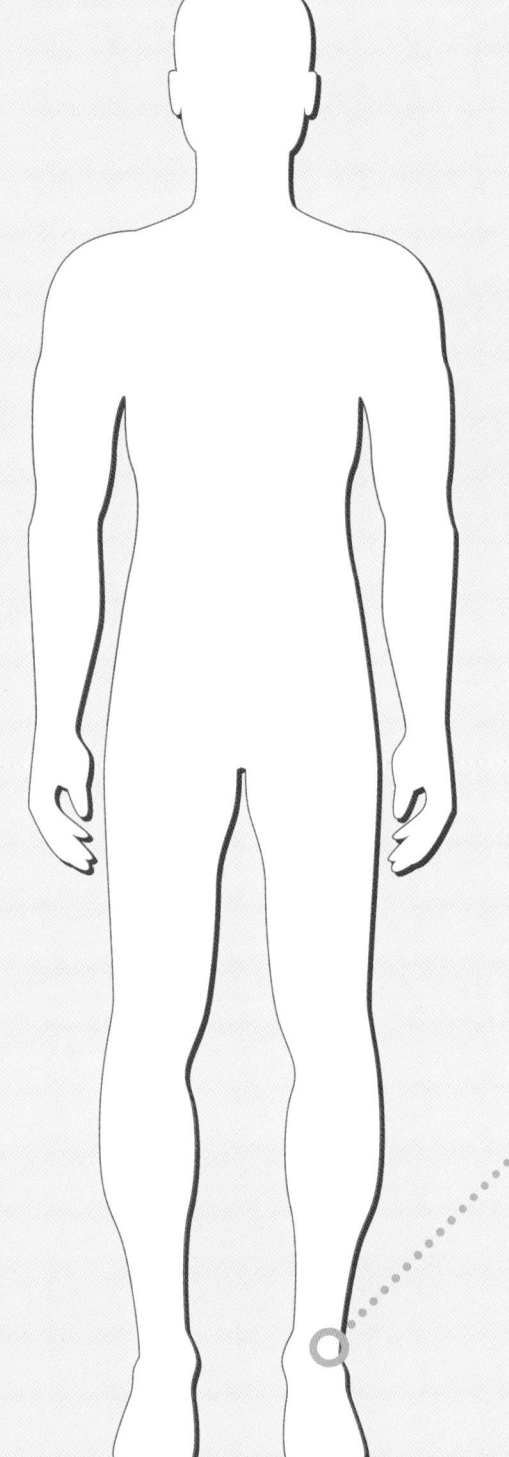

FUSSGELENKE UND ZEHEN

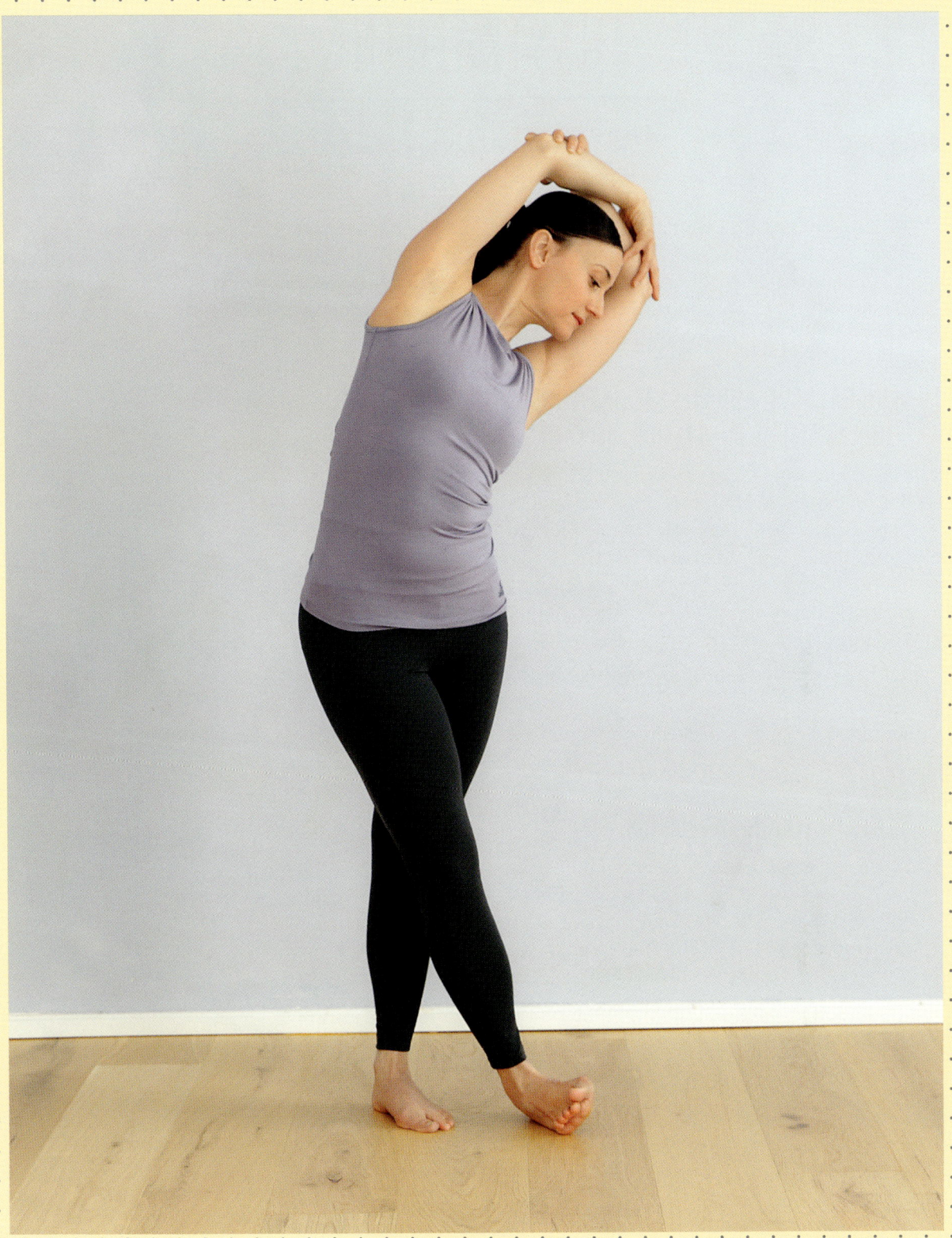

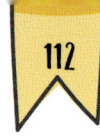

FUSSTRAINING

←――――――――――→

FÜSSE VIELSEITIG BELASTEN

Unser ganzes Leben lang verpacken wir die Füße in Schuhe und trainieren sie nur selten. Dabei haben wir im Fuß so viele Knochen, Muskeln und Sehnen, für deren Beweglichkeit barfuß gehen allein nicht ausreicht. Die Fußmuskulatur sollte gleichermaßen gedehnt, stimuliert und gekräftigt werden, sodass sich die Statik des Körpers ändert und sich die Haltung verbessert.

1. BEINGRÄTSCHE AUF FUSSAUSSEN— UND —INNENKANTEN IM STEHEN

1. Komme in einen aufrechten Stand und stelle die Füße mehr als hüftbreit nebeneinander. Lege die Hände an die Hüfte. Hebe beim Einatmen die Außenkanten der Füße vom Boden ab. Beim Ausatmen lege sie zurück auf den Boden.

2. Hebe dann beim Einatmen die Innenkanten der Füße an. Beim Ausatmen lege sie wieder ab.

   Jede Kante mindestens 10-mal anheben.

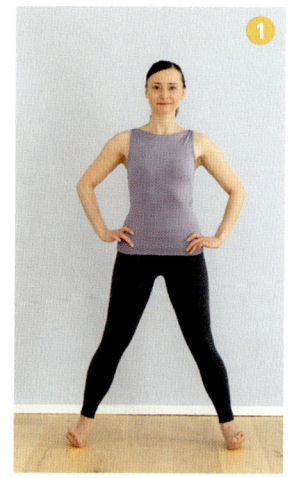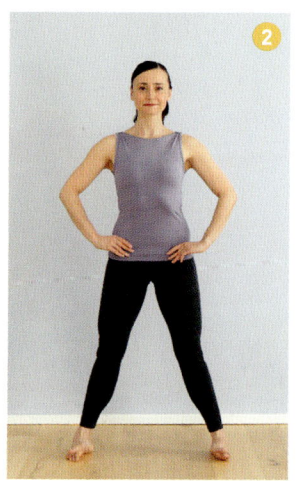

2. STUHLPOSITION MIT GEHEN

1. Komme in einen aufrechten Stand und stelle die Füße hüftbreit nebeneinander. Die Fersen sollten nicht nach innen drehen. Schiebe das Becken nach hinten, als ob du dich auf einen Stuhl setzen würdest. Die Knie sind gebeugt und in einer Linie über den Fußspitzen. Der Rücken bleibt gerade und die Arme sind seitlich ausgestreckt.

2. Hebe die Fersen und komme auf die Zehenspitzen. Finde einen angenehmen langen Atemrhythmus und gehe dabei ein paar Schritte auf den Zehen vor und zurück.

   Mindestens 10 Atemzüge gehen. Pausieren, dann eine weitere Runde üben.

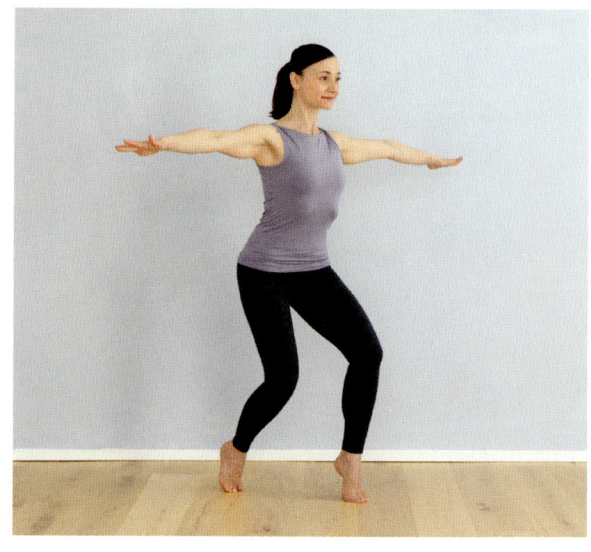

3. VORBEUGE ASYMMETRISCH IM STEHEN AM STUHL

1. Stelle dich mit einer Schrittlänge Abstand vor einen Stuhl. Setze das linke Bein einen Schritt zurück. Platziere die Hände auf der Sitzfläche und beuge den Oberkörper sanft nach vorn.

2. Atme ein. Beim Ausatmen zieh die Zehen vom rechten Fuß zu dir heran, bis du eine Dehnung in der rechten Wade spürst. Falls dir die Dehnung zu intensiv wird, beuge das rechte Knie ein wenig. Der hintere Fuß bleibt flach am Boden. Achte darauf, dass der untere Rücken lang bleibt (leichtes Hohl-kreuz) und das Becken möglichst gerade ist.

   Mindestens 10 Atemzüge halten, dann die Seite wechseln.

 Prop: Stuhl

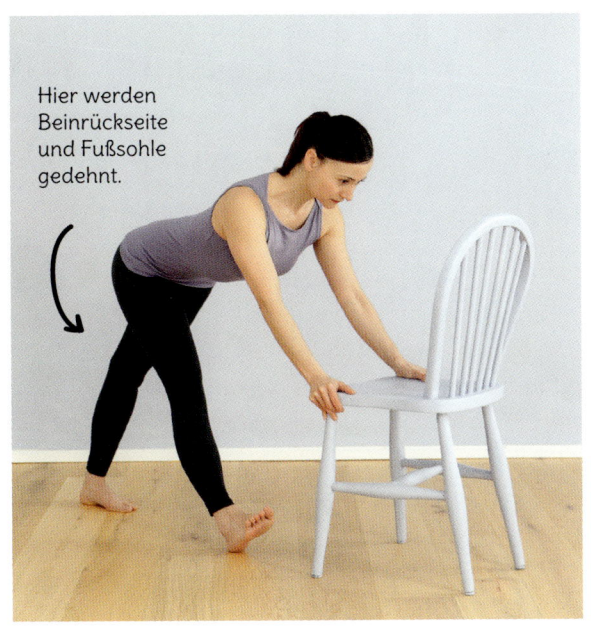

Hier werden Beinrückseite und Fußsohle gedehnt.

4. VIERFÜSSLERSTAND MIT ANGEHOBENEN KNIEN

1. Komme in den Vierfüßlerstand und lege den Fußspann am Boden auf. Lege bei Bedarf eine Decke unter die Füße.

2. Beim Einatmen strecke den Rücken, beim Ausatmen hebe die Knie vom Boden ab, bis du eine Dehnung im Fußspann spürst. Du kannst die Übung variieren, indem du den Abstand zwischen Händen und Füßen veränderst.

 Prop: Decke

 Führe die Übung langsam aus, um den Spann an die Dehnung zu gewöhnen.

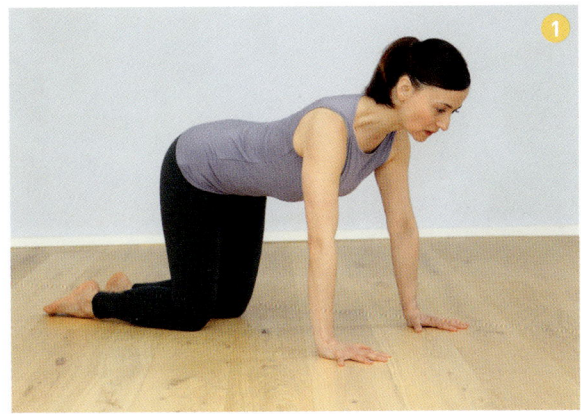

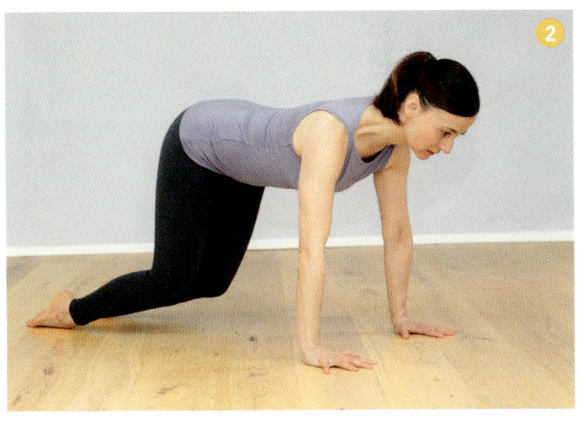

VERSCHLEISS IN KNÖCHEL UND ZEHEN

DEN FUSS BEWEGEN, OHNE IHN STARK ZU BELASTEN

Wenn die Stabilität des Fußes, vor allem beim Abrollen, beeinträchtigt ist, können Gelenkschmerzen im Knöchel und in den Zehen entstehen. Hier gilt es, sowohl den Knöchel als auch die Zehen sanft und effektiv zu mobilisieren. Dadurch wird die Muskulatur stabil und beweglich gehalten, was zu Schmerzlinderung führt.

1. ZEHENDEHNUNG IN KINDESHALTUNG

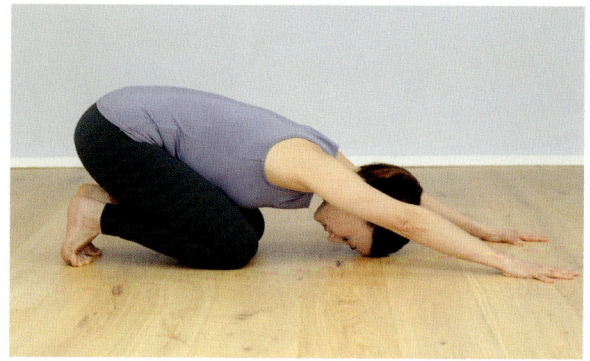

1. Komme in den Vierfüßlerstand und achte darauf, dass alle Zehen am Boden aufgestellt sind.
2. Beim Einatmen zieh dich in die Länge, beim Ausatmen schiebe das Becken weiter in Richtung Fersen, ohne die Hände nach hinten mitzunehmen.

   Mindestens 10-Atemzüge hier verweilen.

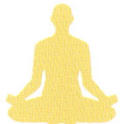

Ziel dieser Übung ist es, Zehen und Fußsohlen zu dehnen.

2. SPANNDEHNUNG IM VIERFÜSSLERSTAND

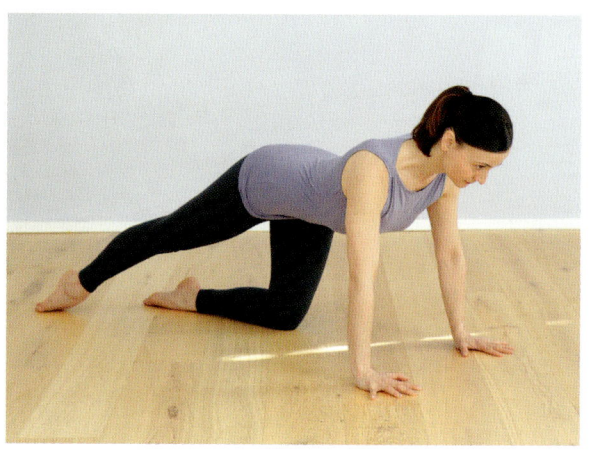

1. Komme in den Vierfüßlerstand. Strecke das rechte Bein nach hinten aus und lege den Fußspann am Boden ab. Achte darauf, dass der Spann schmerzfrei am Boden liegt. Nimm dir bei Bedarf eine Decke unter den Fußspann.
2. Verlagere nun das Gewicht nach hinten auf den rechten Fuß, bis du eine Dehnung im Fußspann spürst.

   Mindestens 8 Atemzüge hier verweilen, dann die Seite wechseln.

3. BOOTSPOSITION MIT RAUPEN IM SITZEN

1. Setze dich aufrecht auf den Boden. Die Füße sind hüftbreit aufgestellt und die Hände liegen hinter dem Rücken auf dem Boden. Rücken und Arme sind gestreckt.

2. Bewege dich mit den Füßen wie eine Raupe langsam vorwärts, indem du die Zehen Stück für Stück in den Boden schiebst und nach vorn bewegst. Beim Einatmen spreize die Zehen und beim Ausatmen machst du die Raupenbewegung.

Mindestens 2 Minuten üben.

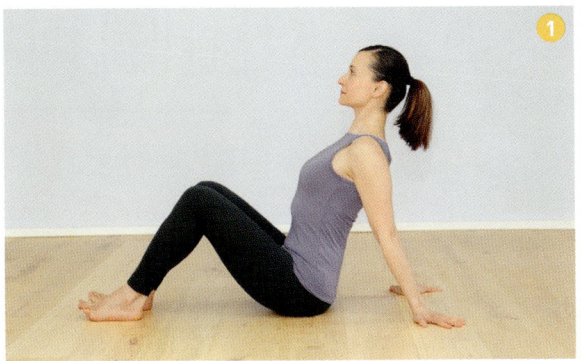

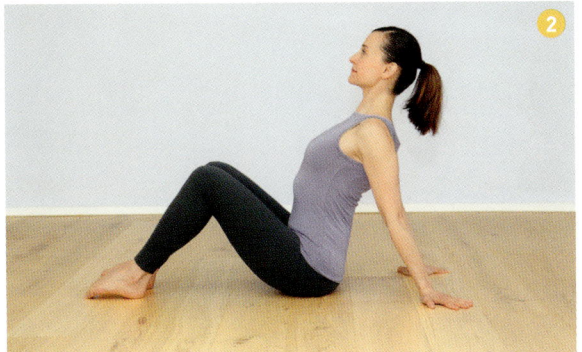

4. WADENPUMPE AUF STUHL IM LIEGEN

1. Komme in die Rückenlage und bringe das Becken so nah wie möglich an den Stuhl. I ege die Waden auf die Sitzfläche. Lege bei Bedarf eine Decke unters Becken. Konzentriere dich auf eine ruhige Atmung.

2. Beim Einatmen zieh die Zehen zu dir heran. Beim Ausatmen schiebe die Zehen weg von dir, sodass du den Fußspann dehnst.

Mindestens 16-mal wiederholen.

 Props: Stuhl und Decke

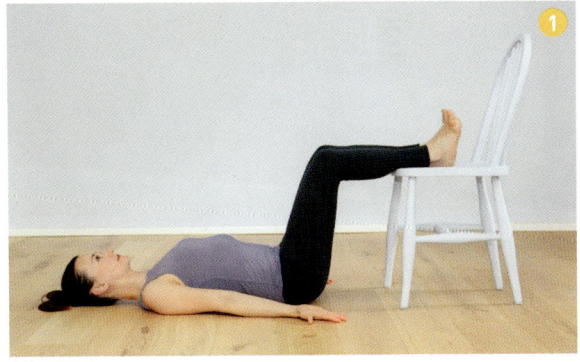

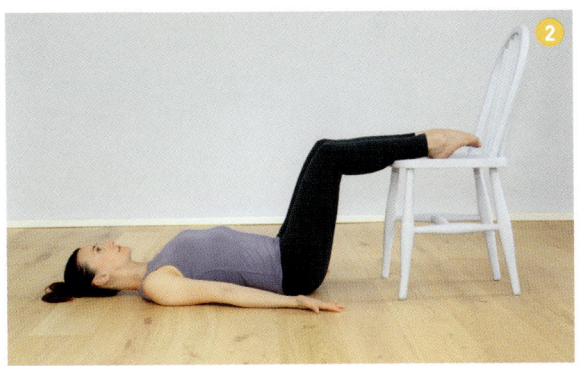

STEIFHEIT IN DEN FÜSSEN

⟵─────────⟶

FÜSSE MEHRMALS TÄGLICH IN ALLE RICHTUNGEN BEWEGEN

Steifheit in den Füßen, insbesondere am Morgen, kann verschiedene Ursachen haben, die mit dem Arzt abgeklärt werden sollten. Grundsätzlich ist Bewegung wichtig, um Durchblutung und Stoffwechsel anzuregen, die Muskeln zu lockern und so die Beweglichkeit zu verbessern. Das wirkt sich auf das Wohlbefinden des ganzen Körpers positiv aus.

1. FÜSSE ABROLLEN IM STEHEN

1. Komme in einen aufrechten Stand und stelle die Füße hüftbreit nebeneinander. Setze den linken Fuß einen großen Schritt nach vorn. Das Becken zeigt gerade nach vorn und die Hände liegen locker am Becken. Spanne die Bauchmuskeln etwas an, damit der untere Rücken stabil ist. Strecke die Beine und drücke die Fußsohlen fest in den Boden. Beim Einatmen komme auf die Zehenspitzen und strecke die Arme nach oben aus.

2. Beim Ausatmen führe die Arme nach unten und strecke sie nach hinten aus. Rolle die Fersen wieder langsam zum Boden, hebe die Zehen an und beuge die

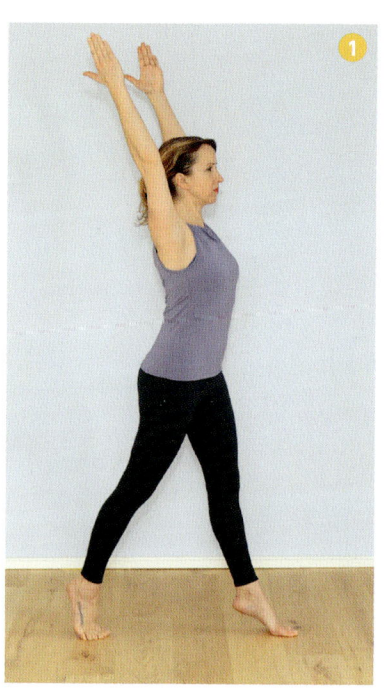

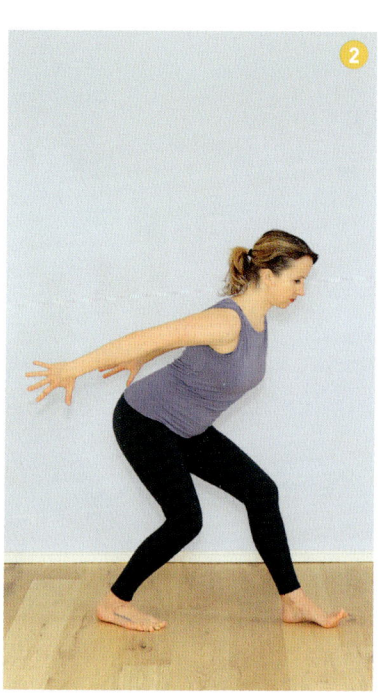

Knie. Dabei ist das linke Knie über der linken Ferse ausgerichtet. Du solltest eine Dehnung in der hinteren rechten Wade und eine Aktivität in den Füßen spüren.

Mindestens 12-mal wiederholen, dann die Seite wechseln.

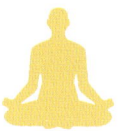

Eine weitere hilfreiche Übung findest du auf Seite 113: „Vierfüßlerstand mit angehobenen Knien".

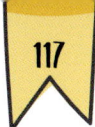

2. FUSSKREISEN IM STEHEN

1. Komme in einen aufrechten Stand, verlagere das Gewicht auf das gestreckte linke Bein und stelle die rechte Fußspitze auf.

2. Beginne, langsam mit dem Fuß zu kreisen, wobei sich auch das ganze rechte Bein bewegt. Die Fußspitze bleibt am Boden, aber du kannst den Fußballen und die Zehen durch die Kreise unterschiedlich belasten.

   Mindestens 15-mal in verschiedene Richtungen kreisen, dann die Seite wechseln.

 Props: Stuhl, Wand

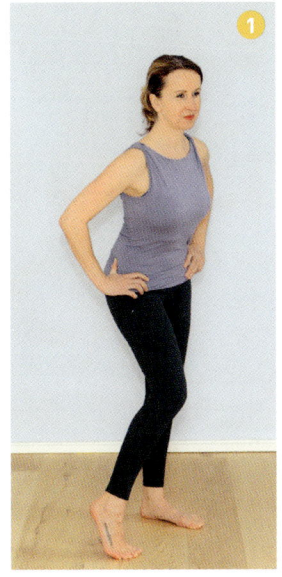 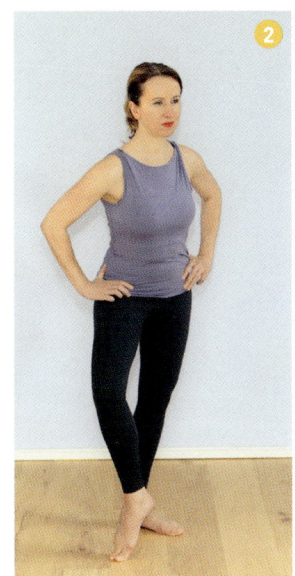

 Auch die Zehen vom linken Fuß spreizen, damit das Gewicht gut verteilt wird.

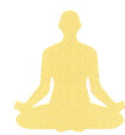 Zur besseren Balance kannst du dich an der Wand oder an einem Stuhl festhalten.

3. STUHLPOSITION MIT FUSSINNEN— UND —AUSSENKANTEN

1. Komme in einen aufrechten Stand und stelle die Füße hüftbreit nebeneinander. Beuge die Knie und schiebe das Becken nach hinten, als würdest du dich auf einen Stuhl setzen. Achte darauf, dass der Rücken gerade bleibt und die Knie nicht schmerzen.

2. Spiele nun mit der Gewichtsverlagerung auf den Fußsohlen. Verlagere das Gewicht auf die Außenkanten und Innenkanten der Füße. Dadurch wird die gesamte Waden- und Fuß- muskulatur durchblutet.

   Mindestens 2 Minuten üben.

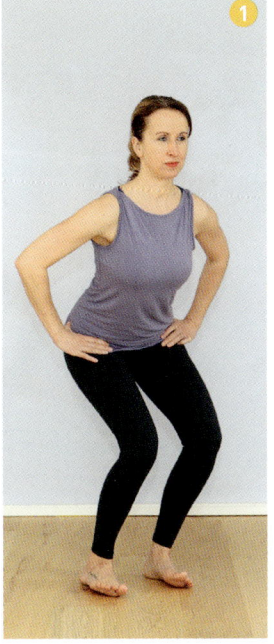 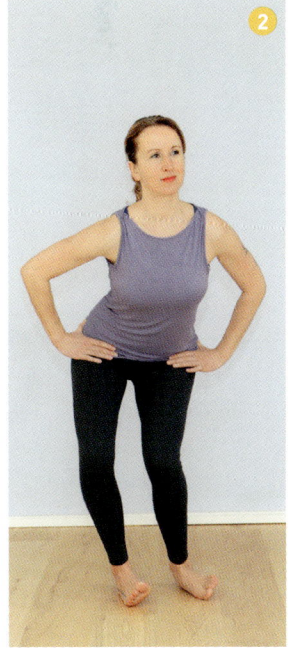

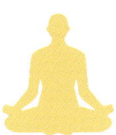 Füße mit warmem Sesamöl massieren und kneten. Die Zehen langziehen.

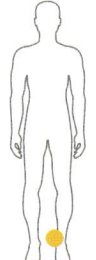

FUSSKRÄMPFE

DIE FUSSMUSKULATUR DURCH EFFEKTIVE BEWEGUNGEN BEANSPRUCHEN

Die plötzliche Kontraktion der Muskulatur ist schmerzhaft und möglicherweise eine Schutzreaktion des Körpers, um dich vor Überlastung zu schützen. Wenn dies über einen längeren Zeitraum anhält, solltest du dir ärztlichen Rat einholen. Neben ausreichender Flüssigkeitszufuhr und ausgewogener Ernährung ist es ratsam, die Fußmuskulatur durch Übungen beweglich zu halten.

1. ZEHENDEHNUNG IN KINDESHALTUNG

1. Komme in den Vierfüßlerstand und achte darauf, dass alle Zehen am Boden aufgestellt sind.

2. Beim Einatmen zieh dich in die Länge, beim Ausatmen schiebe das Becken weiter in Richtung Fersen, ohne die Hände nach hinten mitzunehmen.

   Mindestens 10 Atemzüge hier verweilen.

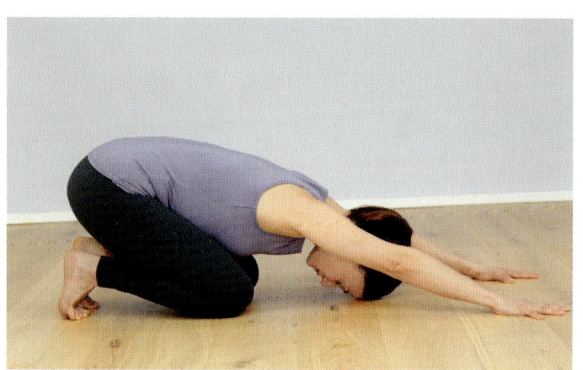

2. SPANNDEHNUNG IM VIERFÜSSLERSTAND

1. Komme in den Vierfüßlerstand. Strecke das rechte Bein nach hinten aus und lege den Fußspann am Boden ab. Achte darauf, dass der Spann schmerzfrei am Boden liegt. Nimm dir bei Bedarf eine Decke unter den Fußspann.

2. Verlagere nun das Gewicht nach hinten auf den rechten Fuß bis du eine Dehnung im Fußspann spürst.

   Mindestens 8 Atemzüge hier verweilen, dann die Seite wechseln.

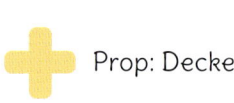 Prop: Decke

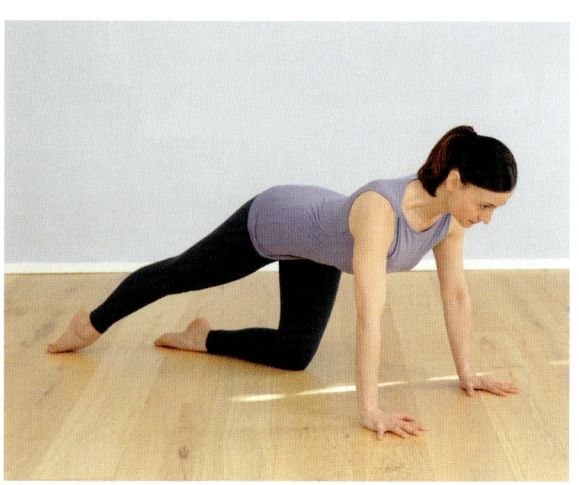

3. TIEFER AUSFALLSCHRITT MIT NACH VORN GESTRECKTEM BEIN

1. Komme in den Kniestand und platziere einen Stuhl vor dir. Strecke das rechten Bein nach vorn aus und halte dich mit beiden Händen am Stuhl fest. Wenn es nötig ist, platziere eine Decke unter dem linken Knie.

2. Beim Einatmen zieh die Zehen des rechten Fußes zu dir heran, beim Ausatmen strecke die Fußspitze nach vorn.

   Mindestens 15 Atemzüge wiederholen, dann das Bein wechseln.

 Props: Decke und Stuhl

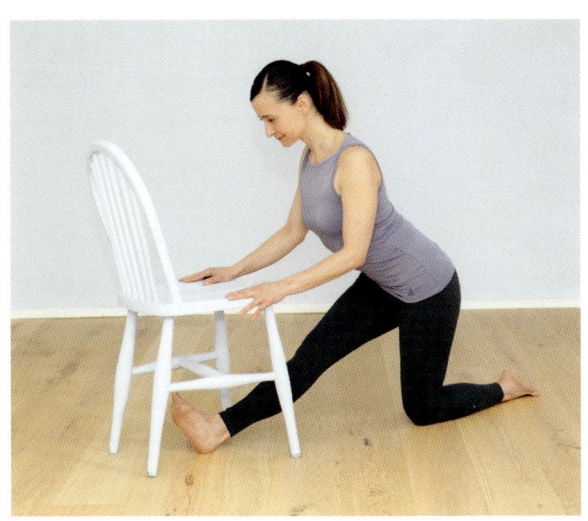

4. FUSSAUSSENKANTEN DEHNEN IM STEHEN

1. Komme in einen aufrechten Stand. Hebe die Arme und fasse die entgegengesetzten Ellenbogen. Überkreuze das rechte Bein über das linke und setze nur die Außenkante vom rechten Fuß auf den Boden.

2. Beim Einatmen strecke die Wirbelsäule und verlängere den Nacken, beim Ausatmen beuge langsam den Oberkörper nach links, bis du eine Dehnung in der rechten Flanke spürst.

   Mindestens 10 Atemzüge verweilen, dann die Seite wechseln.

 Das Kinn sollte nicht zum Brustkorb sinken und der Rücken mit Nacken lang bleiben.

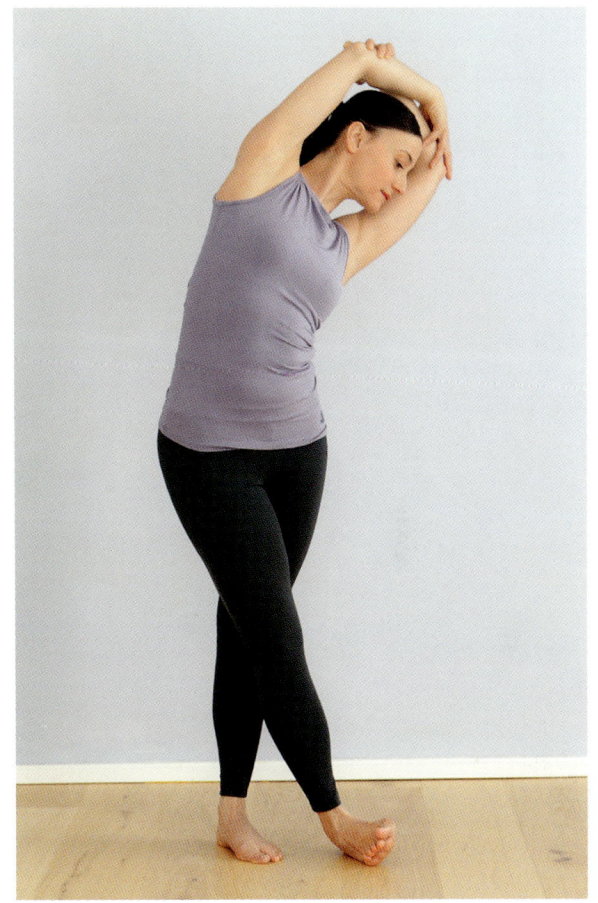

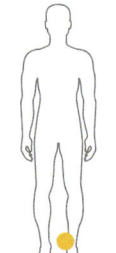

VERKRÜMMUNG DER ZEHEN

DIE MUSKULATUR IN DEN ZEHEN TRAINIEREN

Verkrümmungen können verschiedene Bereiche der Zehen betreffen.
Nach und nach schränken sie die Beweglichkeit ein, sodass jedes Abrollen zur Qual wird.
Wichtig ist, in Bewegung zu bleiben, das heißt, die Zehen sanft zu dehnen und aktiv zu bewegen.
Bei einer Gelenkentzündung empfiehlt sich allerdings Entlastung und Ruhe.

1. SCHRITT MIT RÜCKWÄRTSABROLLEN

1. Komme in einen aufrechten Stand. Verlagere das Gewicht aufs linke Bein und setze den rechten Fuß einen kleinen Schritt zurück. Hebe den rechten Fuß soweit an, dass nur noch die vorderen Zehenspitzen Kontakt zum Boden haben.

2. Verlagere in Zeitlupe das Gewicht erst auf den großen Zeh und dann nacheinander auf die anderen vier Zehen. Bringe dann den Fußballen und schließlich die Ferse zum Boden.

   Die Bewegung in mindestens 10 Atemzüge ausführen. Wenn der rechte Fuß vollständig abgerollt ist, die Seite wechseln.

 Props: Wand

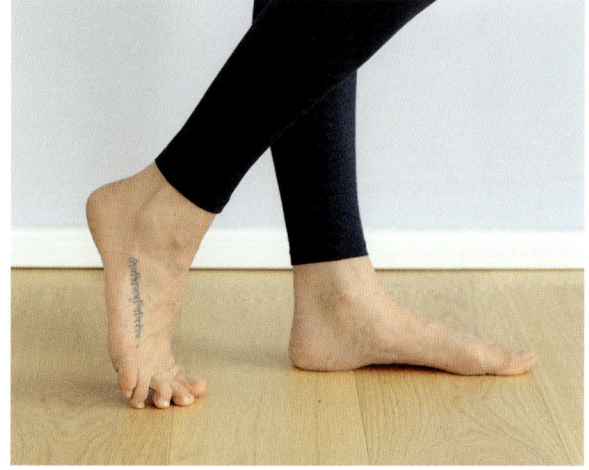

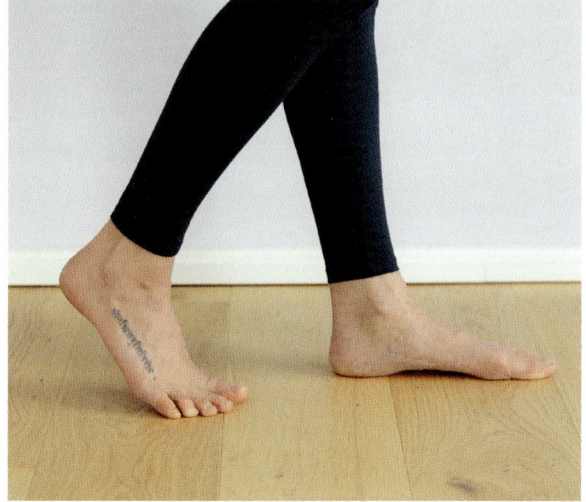

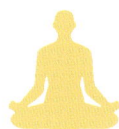 Falls dir die Balance schwerfällt, halte dich an einer Wand fest.

2. VIERFÜSSLERSTAND MIT ANGEHOBENEN KNIEN

1. Komme in den Vierfüßlerstand und stelle die Zehen auf. Achte darauf, dass die Fersen nicht nach außen drehen. Beim Einatmen hebe die Knie an, bis du eine Dehnung in den Zehen und in der Fußsohle spürst.

2. Beim Ausatmen senke die Knie wieder zum Boden. Falls die Dehnung zu intensiv ist, kannst du eine rutschfeste Matte unter die Zehen legen.

Mindestens 10-mal wiederholen.

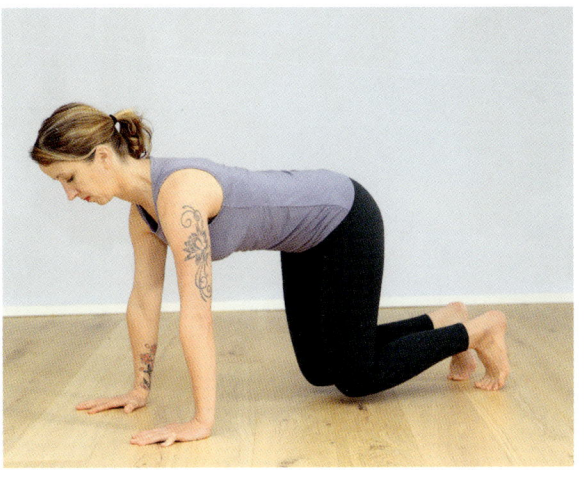

 Props: Matte

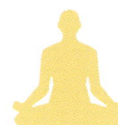 Du kannst die Übung variieren, indem du den Abstand zwischen Händen und Füßen veränderst.

3. ZEHENHEBEN

1. Komme in einen aufrechten Stand oder setze dich auf den Stuhl. Hebe beim Einatmen möglichst nur die großen Zehen vom Boden ab.

2. Beim Ausatmen legst du sie wieder kontrolliert am Boden ab. Übe dann mit den nächsten Zehen weiter und versuche, sie nacheinander anzuheben und wieder abzulegen. Am Anfang ist diese Übung sehr schwierig, weil die Zehenhebermuskeln selten aktiv und isoliert angesprochen werden.

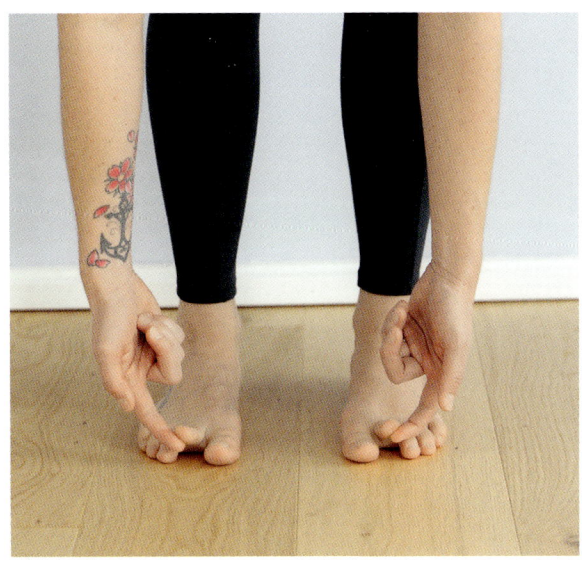

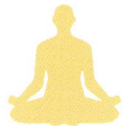 Du kannst zunächst deine Hände als Unterstützung einsetzen und die Zehen damit hochheben. Vielleicht gelingt dir die Übung nach ein paar Wochen auch, ohne die Hände zu benutzen.

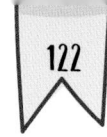
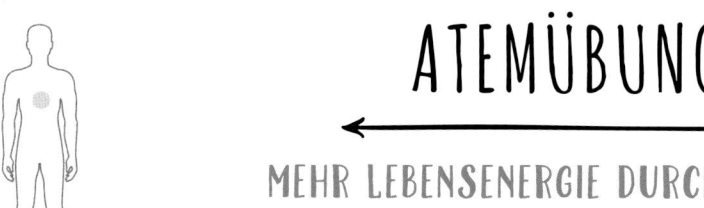

ATEMÜBUNGEN

MEHR LEBENSENERGIE DURCH PRANAYAMA

Atemübungen werden auch als Pranayama bezeichnet und haben einen enormen Einfluss auf unsere Lebensenergie. Prana ist unser Lebenselixier und wird durch unseren Atem, unsere Gedanken und unsere Haltung beeinflusst. Um gesund und vital zu altern, können wir unseren Atem lenken, wodurch unser Energielevel positiv beeinflusst wird.

Wir stellen in diesem Kapitel vielfältige Atemübungen mit ihren Wirkungen vor. Wichtig für alle Übungen ist, dass du dich dabei wohl fühlst und dein Atem mühelos fließt. Bevor du startest, finde eine aufrechte und dennoch entspannte Position im Sitzen oder Liegen (je nach Atemübung). Nimm dir vor jeder Atemübung Zeit, zunächst deinen natürlichen Atem und seinen Rhythmus zu spüren. Außerdem achte darauf, dass der Raum, in dem du übst, gut gelüftet ist und dir Ruhe bietet. Du kannst dir die Übungen erleichtern, indem du eine Decke, ein Kissen oder einen Stuhl verwendest.

1. ATMUNG IM GLEICHEN RHYTHMUS

Wirkung: entspannend und ausgleichend

Hier handelt es sich um eine wirkungsvolle Atemübung, die jederzeit geübt werden kann. Der Kern der Übung besteht darin, zunächst die Ein- und dann die Ausatmung gleich lang zu gestalten, sodass das Zentrale Nervensystem sich beruhigen kann. Wichtig ist, dass die Übung mindestens 2 Minuten durchgeführt wird.

1. Atme langsam 4 Zählzeiten ein. Atme langsam 4 Zählzeiten aus.
Finde einen angenehmen Atemrhythmus.

2. Wenn du mit dem Rhythmus vertraut bist, halte die Luft am Ende der Einatmung 4 Zählzeiten an. Dann atme 4 Zählzeiten langsam aus.
Die Pause am Ende der Einatmung soll angenehm sein.

3. Wenn du für eine Weile mit 4 Zählzeiten geatmet hast und dich vertraut und wohl damit fühlst, kannst du auf 5 oder mehr Zählzeiten erhöhen.

2. ATEMÜBUNG MIT ATEMPAUSE

Wirkung: beruhigend und klärend

1. Komme in einen aufrechten Sitz. Atme ruhig und gleichmäßig durch die Nase ein und aus.

2. Verbinde Körper und Geist mit der Atmung. Finde einen Atemrhythmus, der dir ein Gefühl von Leichtigkeit schenkt. Nach und nach verlängere sanft die Atmung. Wenn du bereit bist, atme ein und halte die Luft am Ende der Einatmung an, dann atme langsam aus.

3. Probiere zunächst die Atempause für 3 Sekunden zu halten. Wenn sich die Pause für dich angenehm anfühlt, kannst du diese schrittweise verlängern.

Mindestens 10 Mal wiederholen. Dann kehre zu einer natürlichen Atmung zurück.

Das Ziel ist, die Atempause immer länger werden zu lassen, aber so, dass du dabei nicht hektisch wirst.

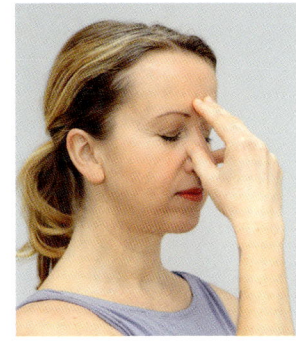 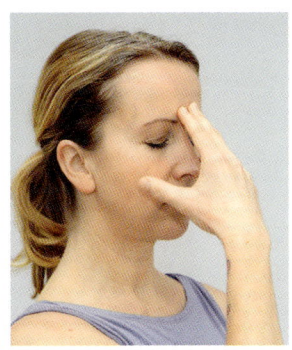

3. BIENENATMUNG

Wirkung: entspannend und stimmungs-aufhellend

Komme in einen aufrechten Fersensitz oder in eine andere dir angenehme Sitzhaltung. Der Mund bleibt dabei sanft geschlossen. Atme durch die Nase ein und beginne mit der Ausatmung zu Summen. Lass ein langes **mmmmmmmmmhhhh** ertönen, das sich wie ein Bienensummen anhört.

Mindestens 16 Atemzüge wiederholen.

5. WECHSELATMUNG

Wirkung: harmonisierend

1. Komme in einen aufrechten Sitz. Lege Zeige- und Mittelfinger an die Stirn zwischen die Augenbrauen, den Daumen ans rechte Nasenloch, den Ringfinger ans linke. Der Ellenbogen zeigt Richtung Boden. Der Kopf ist gerade.

2. Verschließe mit dem Daumen das rechte Nasenloch und atme links ein. Verschließe nun auch das linke Nasenloch mit dem Ring-finger. Dann hebe den Daumen und atme durch das rechte Nasenloch aus.

3. Anschließend durch das rechte Nasenloch einatmen, beide Nasenlöcher verschließen, den Ringfinger heben und links ausatmen. Das ist eine Atemrunde.

Die Runde mindestens 8-mal wiederholen.

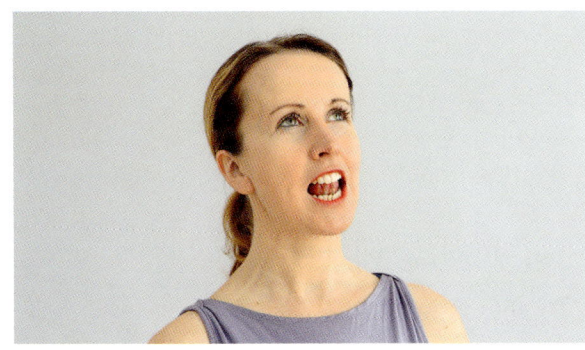

4. KÜHLENDE ATMUNG

Wirkung: kühlend

1. Komme in einen aufrechten Sitz oder Stand. Der Kopf ist gerade. Rolle deine Zunge und strecke sie etwas aus dem Mund oder lege die Zunge hinter die vordere Zahnreihe des Oberkiefers.

2. Der Mund ist leicht geöffnet. Atme durch die so geformte Zunge und durch den geöffneten Mund langsam geräuschvoll und zischend ein. Du kannst dabei zur Unterstützung leicht das Kinn heben.

3. Schließe dann den Mund, halte kurz den Atem an und atme langsam durch die Nase aus. Dabei sinkt das Kinn leicht zum Brust-korb. Stelle dir vor, dass bei der Einatmung Kühle und Ruhe durch den Körper einströ-men und dass mit der Ausatmung der ganze Körper und auch der Geist ruhiger werden.

Mindestens 3 Minuten üben.

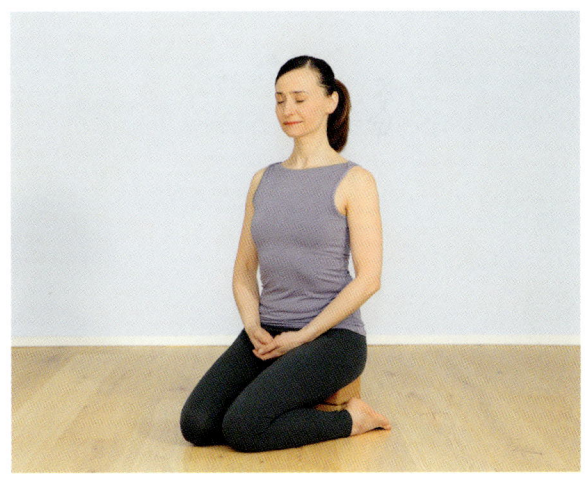

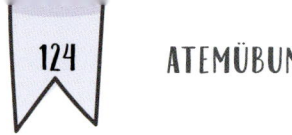
6. ZWERCHFELLATMUNG

Wirkung: beruhigend

1. Lege dich auf den Rücken. Du kannst die Beine ausstrecken oder anwinkeln und dir bei Bedarf eine Decke unter den Kopf legen.

2. Du kannst die Hände auf dem Bauch platzieren.

3. Richte die Aufmerksamkeit auf deine Atmung und lass den Bauch ganz weich werden. Lass den Atem zunächst ganz natürlich fließen und beobachte das Heben und Senken der Bauchdecke. Nach einer Weile vertiefe die Atmung. Mit der Einatmung atme tief in den Bauch, sodass du spürst, wie sich deine Bauchdecke gegen die Hände schiebt. Mit der Ausatmung lass die Spannung ganz allmählich wieder los und entspanne den Bauch nach innen.

4. Nimm auch die Atempausen wahr und verlängere sie schrittweise.

   Mindestens 3 Minuten verweilen, dann nachspüren und allmählich wieder die natürliche Atmung fließen lassen.

7. ZWERCHFELLATMUNG MIT GEWICHT AUF DEM BAUCH

Wirkung: erdend

1. Lege dich auf den Rücken. Du kannst die Beine ausstrecken oder anwinkeln und dir bei Bedarf eine Decke unter den Kopf legen.

2. Platziere ein Kissen auf dem Bauch. Richte die Aufmerksamkeit auf deine Atmung und lass den Bauch ganz weich werden. Lass den Atem zunächst ganz natürlich fließen und beobachte das Heben und Senken der Bauchdecke.

3. Nach einer Weile vertiefe die Atmung. Atme tief in den Bauch ein, sodass du spürst, wie sich deine Bauchdecke gegen das Kissen schiebt. Beim Ausatmen lass die Spannung ganz allmählich wieder los und entspanne den Bauch nach innen.

4. Nimm auch die Atempausen wahr und verlängere sie schrittweise.

   Mindestens 3 Minuten verweilen, dann nachspüren und allmählich wieder die natürliche Atmung fließen lassen.

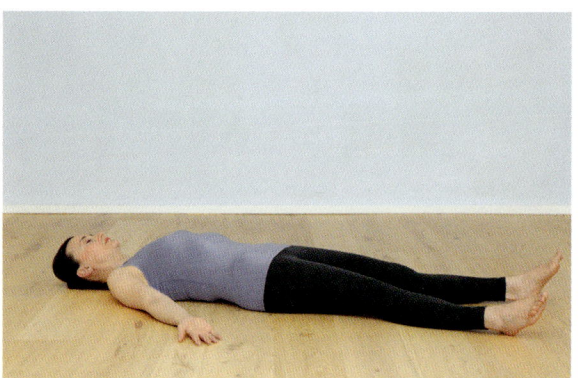

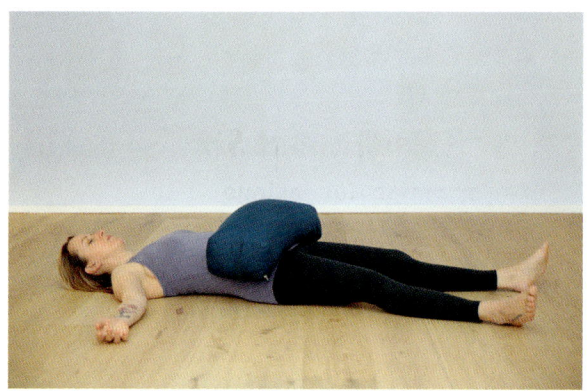

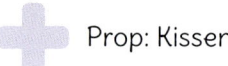 Prop: Kissen

STEHEN UND LIEGEN

UNTERSTÜTZENDE BEWEGUNGEN

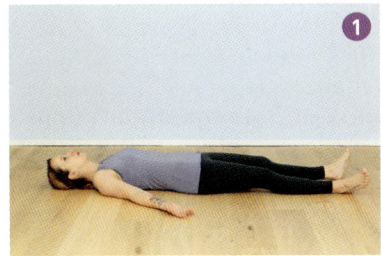
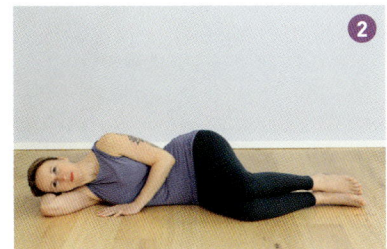
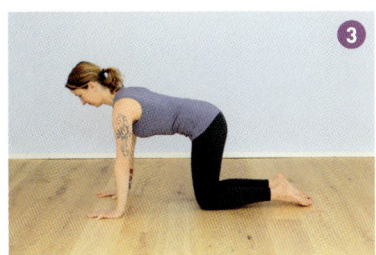

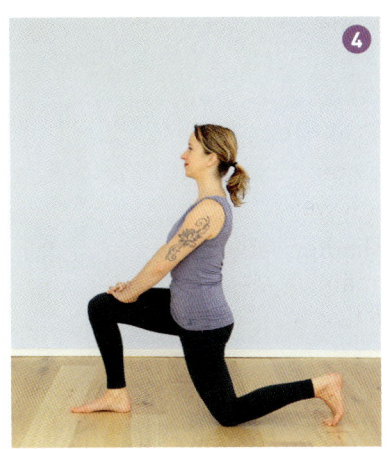
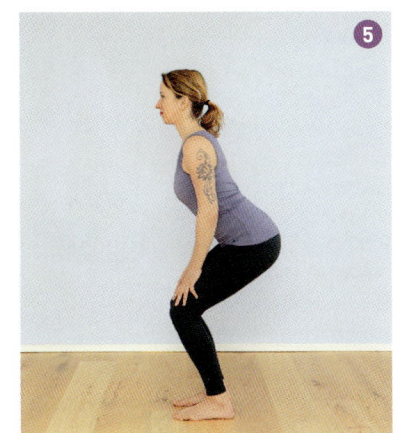
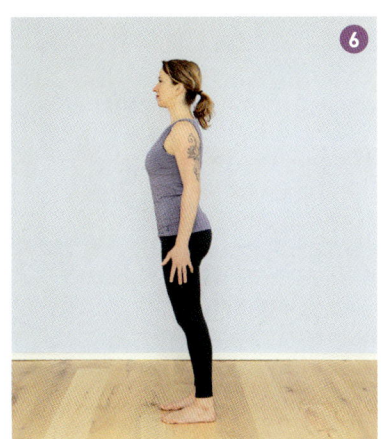

1. AUS DEM LIEGEN ZUM STEHEN KOMMEN

Ausgangsposition Rückenlage

1. Lege dich auf eine Seite und zieh die Knie zu dir heran.

2. Stütze dich mit einer Hand ab und komme in den Vierfüßlerstand.

3. Richte dich in den Kniestand auf und setze einen Fuß in einen Ausfallschritt nach vorn.

4. Stütze dich mit den Händen am Oberschenkel ab und hebe das hintere Knie, um den hinteren Fuß nach vorn zu setzen.

5. Komme mit geradem Rücken in die Hocke und strecke langsam die Beine.

2. VOM STEHEN INS LIEGEN KOMMEN

Ausgangsposition Stand

1. Komme mit geradem Rücken in die Hocke.

2. Stütze dich mit beiden Händen an einem Oberschenkel ab und setze den anderen Fuß in einen Ausfallschritt zurück.

3. Setze das hintere Knie auf dem Boden ab.

4. Platziere die Hände auf dem Boden und komme in den Vierfüßlerstand.

5. Nun kannst du dich auf dem Bauch ablegen oder auf den Rücken rollen.

REGISTER

DIE AUTORINNEN

Schon in unserem ersten Buch **Schmerz lindern mit Yoga** haben wir erklärt, wie wichtig es ist, aktiv an der eigenen Gesundheit mitzuwirken und das Körperbewusstsein zu schärfen, um sich wieder mehr zu spüren. Dieses Konzept haben wir auch auf **Vitalität lebenslang mit Yoga** angewendet.

Mit zunehmendem Alter verändert sich der Körper und viele von uns wissen nicht so richtig, wie sie damit umgehen sollen. Durch Yogapositionen und die damit verbundene bewusste Atmung können die häufigsten Begleiterscheinungen beim Älterwerden abgemildert und verbessert werden, sodass die Gesundheit langfristig erhalten bleibt. Mit diesem Buch lernst du, dem Alterungsprozess mit Yoga gelassener zu begegnen.

Das Buch richtet sich an Männer und Frauen ab 35 Jahren, die aktiv an mehr Vitalität, Beweglichkeit und Lebensqualität arbeiten wollen. Hierbei spielen Konstitution und Fitnesslevel keine Rolle. Der Leser kann ohne Aufwand und Vorkenntnisse alleine üben. Außerdem eignet sich das Buch als Nachschlagewerk für Yogapraktizierende und Yogalehrende.

Natürlich kann und will dieses Buch keinen Arztbesuch, keine Physiotherapie und keine persönliche Yogastunde ersetzen.

Die Übungen im Buch können ergänzend zu jeder Therapie genutzt werden und bieten einen alternativen Weg im Erholungsprozess.

DANKSAGUNG

Wir danken Melanie Janek, Claudia Hesse, Jeanette Fuchs, Ulla Burghardt, Thomas Schwenke und allen unseren Schülern und Lehrern. Aber vor allem danken wir Lutz Billstein, Sabine Vonderstein und Antje Seidel für ihre Unterstützung und Zusammenarbeit!

Antje Schulze dankt für die persönliche Unterstützung und Inspiration Dulce Jiménez, Felix Huber, Carmen Schulze-Meyer, Erika und Reiner Schulze, Christina Wanke.

Dulce Jiménez dankt Mike, Ava, Elián, Milú, Papa, Car, Peter und Elisabeth. Und natürlich Antje Schulze für die gemeinsame Zusammenarbeit.

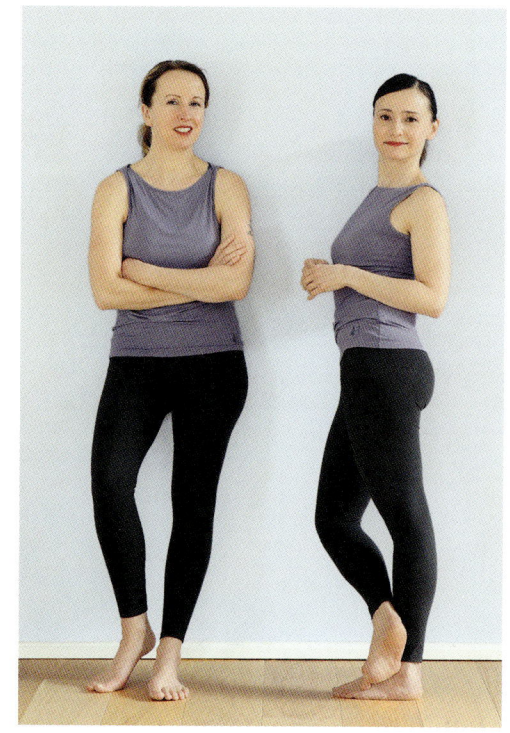